健康Smile
80

健康Smile

80

癌症會消失

從發現到治癒的九大醫療關鍵

陳立川 博士◆著

健康smile.80

癌症會消失：從發現到治癒的九大醫療關鍵

作　　者　陳立川
美　　編　李緹瀅、玉堂
責任編輯　王舒儀
主　　編　高煜婷
總 編 輯　林許文二

出　　版　柿子文化事業有限公司
地　　址　11677臺北市羅斯福路五段158號2樓
業務專線　（02）89314903#15
讀者專線　（02）89314903#9
傳　　真　（02）29319207
郵撥帳號　19822651柿子文化事業有限公司
投稿信箱　editor@persimmonbooks.com.tw
服務信箱　service@persimmonbooks.com.tw

業務行政　鄭淑娟．陳顯中

初版一刷　2015年04月
二版一刷　2022年04月
定　　價　新臺幣380元
I S B N　978-986-5496-55-5

國家圖書館出版品預行編目(CIP)資料

癌症會消失：從發現到治癒的九大醫療關鍵／陳立川著. --初版. --臺北市：柿子文化，2022.04
面；　公分. --（健康smile；80）
ISBN　978-986-5496-55-5（平裝）
1.癌症 2.健康法

417.8　　110020472

專業口碑推薦

二○一四年十二月十七日，現代醫學史上發生了一件看似微不足道但意義深遠的事：美國國家衛生研究院（National Institutes of Health）——長久以來是全世界最龐大、最具影響力的醫療與生醫研究機構——悄悄將「國家輔助及另類醫學中心」（National Center for Complementary and Alternative Medicine）改名為「國家輔助及整合醫學中心」（National Center for Complementary and Integrative Medicine）。這件事的意義在於，一個主導世界醫療研究走向的組織，不再將「非正統」（這是以西方醫學的立場說話）的醫療方法視為「另類」或暗含不登大雅之意，而是將之納入完整的醫療體系內。

陳立川博士早年在美國國家衛生研究院從事研究時，曾親身目睹另類醫學遭排擠、恥笑的經過，但仍持續不懈推廣非藥物調理的概念，如今能得到「正統」醫學的肯定，實令人欽佩。

陳博士的最新著作強調解毒、消炎，以及心理調適，雖然沿襲了頗具爭議性之以色斯及葛森醫師的早年理論，但最新研究已證實，體內殘毒與慢性組織發炎確為促成癌症的主要機制，而健康心理與自體免疫力的相關性也開始發現其生理根據。陳博士的成功之處在於能將另類醫學前輩的醫療理念去蕪存菁，整合成實用可行之日常生活習慣，造福人群的願景是可以期待的。

《癌症會消失》的要點是透過飲食生活調適來保健，這就是所謂的預防醫學觀念。新世代的醫療必須以預防醫學為重點，才能因應人口老化與醫療費用高昂的挑戰。二○一三年，美國國家預防重點委員會（National Commission on Prevention Priorities）研究發現，只要讓九十%的人口得到以下四項服務：⑴戒煙療程，⑵酗酒監測，⑶每日服用阿斯匹林（降血栓、防大腸癌），⑷大腸鏡檢查。單是每單一項目的預防措施，就能個別保住十萬年的生命。如此看來，更廣範的推行預防醫學便是刻不容緩的；陳博士的理念，正是有此前瞻性的重大貢獻。

——中國醫藥大學醫學院生物醫學研究所教授，徐洄教授

坊間各大書店陳列著五花八門的養生書籍，當中各式各樣、各門各派的妙方，看似可救人一命，但若依循軌跡找尋更深層的答案時，就會發現各說各話的狀況層出不窮，更有許多療法與身體的自然療癒功能背道而馳。這種情況實在讓人無所適從，迫使人將自己本可掌握的生命完全交託給一個未知的世界。

與陳博士是在一次能量醫學的研討會中結識的，後續的接觸也大都與養生有關。在相處中發現博士自身的生活，就是大家在生活上尋求的健康指標，有著專業的毒理學與醫學知識，卻又帶著幽默輕鬆的人生觀，像是一座照亮迷航者的燈塔，讓人得到了精神與實體的解脫。

《癌症會消失》是博士的第六本書，書中以不同的方式指導讀者用心觀察自己的健康狀態，並確實刪除掉傳統「頭痛醫頭，腳痛醫腳」的錯誤觀念。以我二十年的輔導經驗分析，幾乎所有病兆起源皆來自於心念的影響——有時甚至深根至好幾代的原生家庭。

佛教的基礎觀念中，因果循環不可測，凡走過必留痕跡；以能量循環的原理來看，利用飲食控制、調息、運動、接觸大自然等方式，把好食物、好觀念、好情緒的訊息場所帶來的宇宙自然能量放置在我們的身體架構中，便能讓這樣的正能量源源不絕的製造再製造。長期下來，身體便能自動下載正能量，將物質界與非物質界的負能量排除體外；除去阻塞的負磁場後，身心會得到輕鬆自在的感覺，當身心靈在好磁場中重生，血液經絡自然順暢，就會升起免疫系統的力量，身體的細胞與肌肉內臟組織相對的也就「活」了起來。

博士一系列的身體環保教戰手冊是人間的瑰寶，《癌症會消失》更是讓正在與身體對話的人們能有更多的調整與學習方向，給自己機會做重生的規劃！

——《意念波療癒法》作者，蔡君如

自民國七十一年起，癌症已連續三十餘年穩坐國人死亡率之首，傳統的治療方式卻始終趕不上這猛烈來襲的威脅，讓人不禁思索，傳統癌症治療是否是現代醫學能給予罹癌者的唯一指引？

陳博士的新書揭露了現代人的健康難題：過於精緻的飲食和現代化糧食生產方式，再加上環境中充斥的各種化學毒素——食物中的添加劑、農藥與抗生素；飲水中的重金屬、致癌物與化毒；環境中的各種汙染；甚至是口中的汞毒、有毒牙材和牙齒病灶，在在侵襲著現代人的健康。這些長期的傷害累積，漸漸在體內種下禍端，甚至據此發展成容易罹病的身體環境。

這樣的事實足以為當前的治癌困境提供解答：一個免疫系統崩壞、自癒力透支的身體，不能只透過化學藥物或現行的割、燒、毒，讓身體遠離腫瘤威脅、重建完整的健康狀態。而透過營養、排毒、修復腸道等各種全身性的療法，來喚醒人體免疫力、強化身體的內在環境，才是扭轉失序平衡，保持永續健康的聰明作法。

陳博士本著科學專業及曾任職於另類醫學辦公室的經歷，獻身於另類癌症療法的研究和推廣，本書的出版無疑讓人看見傳統醫療之外的新希望——整合療法在世界各角落治癌有成的現況。《癌症會消失》不僅能給予癌症患者更寬廣的醫療選擇，也將更完整的療癒新思維介紹給所有關心健康，或深受亞健康所苦的現代人。

——臺灣整合醫學協會理事，許庭源醫學博士

閱讀陳博士的書讓我有很深的感觸，以癌症整合醫學的角度而言，本書提供了罹癌病患很好的參考。當被醫師宣判罹癌時，除了面對傳統醫療，你應靜心下來思考是否生活方式出了什麼問題？而本書提供了參考的方向：是致癌物如殺蟲劑、農藥？飲食如塑化劑、食品添加物？電磁波？輻射線？是否有內在毒素或感染源？生活習慣是否有需檢討的地方？除了目前的居所，還要溯及十至二十年的居處史，才能找到可能的來源。

在整合治療方面，陳博士也提供了很多參考，如身體功能的檢測，以了解毒素、重金屬及感染源；

解決牙齒病灶為健康的根本；實踐葛森療法加強排毒與自癒能力；良好的腸道復健以加強免疫系統；有效地排毒——包括重金屬與化學毒素；消滅感染源；同時別忘了解決心理的毒素。

考量這些治療時，可針對本書的章節一一尋找可能的問題，再找熟習整合治療的醫師好好討論，決定治療方向——如傳統的癌症治療或合併整合治療。但最重要的，癌細胞靠葡萄糖維持高速的代謝，一定要多監控血糖，維持合理的血糖值，才能降低癌細胞繁殖的機轉。

面對癌症，你準備好了嗎？只要遵循本書的章節與重點，好好找出生活中的問題與毒素、加以處理，不論是預防癌症還是整合治療癌症，本書都值得推薦。

——國際自然療法學院自然療法醫師、《拒絕癌症》作者，鄭煒達醫師

醫牙整合推薦

細讀過陳博士的許多著作，對我的整合醫學概念之形成啟迪良多。不僅於一般讀者間頗為流傳，對於國內整合牙科觀念的引導、教育、推廣，他都是最重要的旗手與播種者，像個傳教士般不畏褒貶的倡導醫牙整合的概念。儘管因為健保給付、傳統牙醫學派接受度等種種因素，目前從事整合醫療的醫師、牙醫師仍是鳳毛麟角，但他孜孜不倦的教育與對真理的不妥協和堅持，令我感嘆臺灣醫界何其有

幸，就像二十世紀初偉大的作曲家馬勒說的：「我的時代將會來臨（my time will come）。」醫牙整合執業的時代也必將來臨！

回到本書，這是一本令人驚嘆的書，猶如一位文學家的創作歷程。個人認為本書可謂陳博士截至目前為止最巔峰之作，書中處處可見博士對醫學廣泛且深刻之體認，對各種另類療法的介紹深入淺出，堪稱為一本融合醫學、科學、心靈，甚至歷史的書。在我所讀過的相似類型書籍中，這本絕對是其中之翹楚，如果一生只買一本另類療法的書籍，那我會把本書當做最終選擇——至少在中文書籍中無出其右。如果醫學院有開另類療法的課程，我也會將本書推薦為必選之作。

書中提出了一個概念：「為什麼要知道另類療法？」這個在諮詢過程中不斷被民眾及病患提起的議題，真正的關鍵在於：主流醫學的本質是用健康來包裹商業；尋求病因、體質、排毒等並無法帶來龐大商業利益，也無法符合實證醫學之論述（整合療法之效果來自於整合效果，而非單一），因此就刻意的忽視，甚至對所謂的另類療法抱持著輕蟣態度。另一方面，現在的醫師除了醫學院提供的課程外，對其他醫學也往往一無所知。

「另類療法」其實是很不貼切的名詞，生物性整合療法（Biological integrative medicine）才是更為貼切的說法。本人並非否定主流醫學，而是若能加上整合療法的概念，對人類的健康將是何等幫助，甚至才是減少日益增加的醫療支出的唯一有效方法。

言歸正傳，現代的另類療法是建立在主流醫學的基礎，包含生理、生化、解剖、微免甚至生物物理等學科上，宗旨則是治療導致形成疾病的內在環境。因此，透過另類療法（生物性整合療法），我們可得到以下對身體的認識：(1)身體的調整系統有無阻礙（regulatory blockage）。(2)身體各種毒素的負荷（toxins loading）。(3)疾病形成的原因（illness causes）。(4)體質的致病傾向（constitution）。(5)口腔或其他病灶（foci）。(6)腸道及腸道菌種的重要性（intestine and flora）。(7)營養是最重要的治療（nutrition）。

博士在書中所陳述已經為有志從事整合療法者提供一份諮詢及治療綱要，也將成為本人診所之標準流程，而讀本書的最大收獲，宛如把醫學史上其他的書籍療法復習了一遍，如葛森療法、臭氧療法等。閱讀此書讓我受益良多，初對另類療法有興趣者，更能藉此省去不少摸索、學習的時間。最重要的是病患，您要的只是治療癌細胞，或者是還能治療形成癌症的環境呢？相信答案已非常明顯。感謝陳立川博士，願此書可以成為引導臺灣、甚至華人醫學向上的力量！

——**高雄三一診所院長，陳智良醫師**

國人十大死因中，癌症已連續三十九年居首了，癌症已變成現代人活著一定得面對的陰影。然而，這麼多年來，主流醫學在面對癌症和大多數的慢性疾病時，完全地束手無策。

癌症，真的是醫學上的無解之題嗎？喔不！答案正握在你手中。

筆者是位牙醫師，除了口腔癌，在原本所受的醫學訓練裡，癌症與我的業務範圍並無交集，有幸受教於陳博士並開啟了我的另一個視野。原來，我每日從事的牙科工作，一個不小心，便可能從救人變成害人，汞齊補牙、根管治療、齒槽骨空穴（拔牙後遺症）、不當的假牙材料、氟化物的使用等等，這些每日習以為常的治療對身體所產生的負面影響，都可在本書找到答案。

也許，我的大多數同儕並不同意我的說法，也許，你的健康狀況好到讓你感覺不出這些牙科治療的負面影響。但我們確實見證到一些病患在除掉汞齊後，模糊的視力清晰了，憂鬱症不再了！拔掉病灶的根管牙齒後，鼻竇炎好了！清創了齒槽骨空穴，病情好轉了！給予正確的咬合，自律神經協調了、異位性皮膚炎好轉了。從一位牙醫師的視角望去，我看見了從牙齒散出去的漣漪，會打到身體的任何地方，正如陳博士書中所言，九十％以上的病灶感染始於頭頸部的牙齒與扁桃腺，而病灶感染是很多慢性疾病及癌症的起因或助因。

我也從我的醫科夥伴——三一診所陳智良醫師許多成功的慢性病及癌症病例上看到，主流醫學早已走在死胡同上，唯有打破科別藩籬，整合正確有效的實證醫學，我們才不致驚慌失措！陳博士在書中整理出的，確為合宜實用的治癌典範，實在是讀者之福！

——**巨樺牙醫診所院長，蔡鎮安醫師**

癌症的治療是一個艱鉅的完全完整治療，包含完整的身、心、靈三大部分，它不僅僅是手術、化療與放射線治療而已，更不是服用生技抗癌產品與各種輔助營養療法就能簡單戰勝的。用短短幾句話來說，首先，醫師要詳細介紹整合醫療的內容與重要性，建立病患戰勝疾病的信心與信念；再者，還需要患者背後家人親友的支持與陪伴，改變原有的不良生活習性，回歸到最簡單純樸的大自然運作方式，按照節令中春耕、夏耘、秋收、冬藏的觀念生活，喝潔淨的水、吃有機栽種的食物，開心接受改變直到成為日常的生活習慣，那麼戰勝癌症就不是難事了。

整合醫學已明白指出，重金屬汙染是人類的致癌主因之一，重金屬來源除了環境與飲食外，最令人吃驚的是竟然是來自於我們的牙齒！各種假牙與填補材質內含許多有毒金屬材質，不完全根管治療與蛀牙腐牙更是藏毒中心。其中最嚴重的就屬汞牙——臺灣不知有幾百萬人補了汞齊。這兩年來，經陳博士的指導後開始與龍霖牙醫師合作，為病人進行除汞與排毒治療，我赫然發現多數癌友的口腔內汞牙遍布，雖然仍難以證明這與癌症的直接關係，但只要有接受除汞與排毒的患病者，病情都會變得簡單許多，恢復迅速是擺在眼前的不爭事實。

看到這種結果，我的內心感受完全呈現兩極化，喜的是病人似乎就此擺脫癌症摧殘了，憂的是身為耳鼻喉科醫師，每天看到極高比例的病患口腔內汞牙排排站，內心能不擔憂嗎？

該怎麼辦呢？有什麼方法可以幫助大眾早日除汞、讓牙醫不使用汞齊補牙？多少人因汞牙生病、甚至致癌，有機會翻轉嗎？要如何成功勸人早日安全清除汞牙呢？這絕對是一個歷史共業，以往只要有蛀牙幾乎就是補汞一途，至今也仍是合法使用健保給付，雖然許多有志牙醫早已了解並自行禁用，但汞齊的廉價好用卻始終是致命的吸引力。

要讓一位有補牙、鑲牙、植牙、做假牙的病人，徹底執行並達到完全無毒的身體狀態是困難重重的；對癌症病人更是尤其困難，在患者極度低潮的情緒下，光是一個重金屬螯合治療就需要解釋半天，還不一定能夠接受，何況還得對其解釋治療所有問題牙與毒牙的重要性。病人有辦法接受牙齒可能就是自己得癌的原因之一嗎？能夠接受、負擔可能產生的龐大費用嗎？然而，當病人因此戰勝癌症，生氣盎然、活力充沛的回診時，我所有的擔心當下都消失了。

一個人走整合醫學絕對是孤掌難鳴，群策群力、醫牙同心合作，病人的接受度與成功治療的機會自然能大大提升，目前的整合病例雖仍屬少數，但好的開始帶來了許多歡喜與感恩。謝謝龍霖牙醫師無私的互相配合，願在陳博士多年的努力推廣教學下，有更多醫師與牙醫師搭檔通力合作，走出一片天，甚至變成基本的癌症治療操作守則之一，讓癌症病人有更多機會成功戰勝癌症。

——吉康耳鼻喉科診所暨自然醫學健康照護中心院長，羅仕寬醫師

如果賣油郎不讓家人喝自己賣的油、廚子不吃自己燒給客人的菜，你是否會懷疑這些食物的安全性？如果有半數癌症專科醫師在自己罹癌時，不願接受化療、放療，你又做何感想？陳立川博士，一個非醫界的人，拿出醫學證據質疑癌症的醫療方向，一本煞是勁爆、有趣的對話集。

一般人在聽到癌症治療時，很難聯想到口腔問題或牙科醫療，但是當您讀過本書後，一定會相信：牙科醫療在此中占了極重的分量，而治療的觀念也與傳統牙科醫療大異其趣。很幸運的，我們在陳博士

的帶領下學習到醫牙合作的醫療模式，更開心的是能認識一群以助人為樂的醫護專業人員，對一些癌症患者起到真實的幫助。我不認為這是為牙科服務開創新領域，但我從這幾年來的臨床觀察得知，只要適當的移除口腔內的慢性炎症（無論是除汞、拔除根管治療失敗的牙齒、清理齒槽骨空穴或是調整咬合），自然能減少體內的發炎反應，進而避免促進癌細胞生長的因素。

印象比較深刻的，是兩個正好呈現對比的案例：

一位三十七歲、被診斷為乳癌的女性，在經過除汞後，立刻覺得長期的頭痛不見了，做完齒槽骨空穴手術後也覺得頭頸部的壓力減少了許多，至於她身體上的其他問題，就轉請羅仕寬醫師追蹤。得知臺灣居然還有心胸開闊到願意接受「自然療法」的醫生，讓她非常開心，於是充滿信心、迫不及待的去找羅醫師了。

另外一位四十歲、罹癌三年多的男性，在拔除失敗的根管牙並做完空穴清創手術後對我說，自那天起，他的頭腦感受到前所未有的清爽，他訴說此事時的愉快神情讓我久久難忘。然而，後續的癌症治療雖然沒有令他非常擔心——因為大醫院的醫師都安排好了，但談起未來與預後，他卻茫然到說不出話來。我曾建議他找自然療法的醫師諮詢，但或許是機緣未成熟，他並未接受。

這兩個對比案例讓我深深感受到醫牙合作的重要性，醫、牙缺一不可，否則總是有漏洞。

其實，有機會能寫這段推薦文，受惠最多者還是我自己，我在粗略讀過陳博士的部分手稿後感到大開眼界，原來癌症的原因、成功的治療方式，與傳統的觀念相去甚遠，難怪連癌症專科醫師都不願意接受自己提供給民眾的治療方式。所幸有此書披露這麼多珍貴的資料，相信有機會接觸到此書的人，一定可以讓自己及親友們活得更健康！正如偉斯頓・普萊斯醫師所言：「擁有了能看清先前未見之事的能力。」

最後，除了要感謝陳博士的帶領，也要順便感謝羅仕寬、陳智良醫師、吳子宏、趙哲暘牙醫師及所有「醫牙聯盟」的夥伴們，有你們的提醒與教導，我才有機會把患者照顧得更完整，希望「醫牙聯盟」能穩定茁壯，持續為臺灣民眾的健康盡最大力量。

——國際口腔毒物學會（IAOMT）會員，中華民國家庭牙醫學會專科醫師，龍霖醫師

〈序〉

為什麼你要知道另類療法？

經我多年調查與體驗，另類醫學其實藏著很多鮮為人知的救命療法，大家應該開始好好認識與嘗試，從中辨識出對自己疾病有效的另類治療。

一九七二年，美國總統尼克森簽署法案對癌症宣戰，四十年後，看不見停戰的未來，醫學界一直說治療癌症的奇蹟出現了，又或者就在轉角，但希望卻一再幻滅，而且久了，就好像喊「狼來了」的牧羊童，沒人相信他了。更糟糕的是，許多病人在診斷後根本就不再懷抱多少希望；沒有希望的病人是絕望的病人，這樣的人想逆轉疾病是很困難的。

根據癌症專家山謬・艾普斯丁醫生（Samuel Epstein）的估計，美國每年花費在癌症的費用是國家年生產毛額的二％，而且是美國健保裡最高的支出項目。我們怎麼會深陷在這個醫學戰爭的「越南泥沼」而無法自拔？這是不是把面對疾病當成是戰爭而種下來的惡果？

受癌症病人青睞的另類療法

據美國國家衛生研究院另類醫學辦公室（Office of Alternative Medicine）的追蹤統計，打電話到另類醫學辦公室來諮詢的人，以諮詢癌症占了最多數，高達七〇%——顯見民眾對另類癌症療法的資訊其實非常關切。一直要到一九九〇年，另類醫學暗地裡一直受美國民眾光顧的相關統計報告才始獲披露，但仍舊造成了很大的震撼。

一九九〇年，哈佛大學大衛・艾森伯格醫生（David Eisenberg）在《新英格蘭醫學期刊》[1]發表了調查結果：估計有六千一百萬左右的美國人使用另類療法，保險共付給另類療法治療師三十四億二千七百萬美元；人們花費在另類療法的總金額共一百三十七億元，其中有一〇三億（七五%）是自掏腰包的，而且大多數人都未將尋求輔助療法與另類醫師這件事告知他們的醫師。

艾森伯格醫師在一九九七年進行後續研究，隔年在《美國醫學協會期刊》[2]登載，估計有八千三百萬人使用另類醫學，比之前增加三五%，次數達六億二千九百萬次，比之前增加四七%，總花費則為二千七百億美元，比之前增加九七%。

另有調查發現，癌症病人最常使用的輔助與另類療法，以靈性治療為最大宗（八〇・五%），維生素和草藥為其次（六二・六%），接著是物理治療和運動治療（五九・二%）。在四百五十三位完成德州大學安德森癌症中心問卷調查的民眾中，九九・三%聽過輔助與另類醫學，這些人之中有八三・三%用過一樣以上的另類療法。

使用者通常是年紀較輕的民眾，且以女性與手術、化療病人居多；此外，癌症末期的病人也比較能接受另類療法，三分之一的使用者對痊癒抱有希望，有六〇%至八〇%是與傳統治療併用。另外，根據

《消費者報導》[3]的四萬六千名讀者回覆顯示，有三五%的人用過另類療法，而這三五%的人中，有九%是單獨使用，有二五%是與傳統療法併用。

使用另類療法多是想減輕傳統西醫無法醫治的症狀，其中壓力較大或疼痛指數較高者較會採用另類療法；此外，也有四〇%的人曾試過以另類療法來預防疾病。輔助與另類醫學持續成長的原因有下列諸項：

- 病人想要在自己的醫療決定上有更積極的參與角色。
- 對西醫無法治療慢性病和減輕徵狀有所不滿。
- 行銷有效。
- 能在網路上取得輔助與另類醫學資訊。
- 罹患癌症或愛滋病等生命受威脅的病人經常採用輔助與另類療法。
- 二六%的成人受到傳統西醫引介而嘗試輔助與另類療法。
- 二八%的使用者是因為感到西醫無效。
- 十三%的成人認為西醫治療費太貴。
- 約有一半的成人出於好奇心嘗試輔助與另類療法。

我在美國健康研究中心的另類醫學辦公室待過一年，深知大眾對另類癌症療法資訊的關切。在癌症是國人頭號死因的緊張氛圍下，很多人都希望能取得更豐富多元的癌症資訊，因此，我將多年來所閱讀、調查與嘗試過的癌症療法資訊做一整理，與大家分享，相信能帶給癌友一些希望，同時找到症狀舒緩的方法。另類醫學辦公室現在已被提升到研究中心身分，有自主經費得以研究科學證據較為充分的另類療法。

連醫師和護理師都不相信自己提供的療法

早在一九九六年，《胸腔》[4]期刊中的一份研究報告即顯示，癌症醫師與護理師對接受輕度化療的態度，與病人不盡相同——不論是被告訴僅有一％存活機會，或是可以增加三個月存活期的病人。其中，放射科醫師更加不願意接受輕度化療，甚至可以說，他們幾乎都不會用化療來減輕徵狀——連自己都不相信自己的治療方法，難怪病人會漸漸轉而尋找替代療法。

找到腫瘤，就能治好癌症嗎？

根據臺灣過去的疾病死亡率統計，自民國七十一年起，癌症即躍居國人十大死因第一位，迄今穩坐首位已三十餘年。令人憂心的是，癌症的發生率

表1. 醫師、護理師與病人對化療的接受度

	僅有1%存活率時	可以多增加3個月存活期	僅能減輕徵狀
癌症護理師	39%	25%	26%
家醫科醫師	44%	27%	21%
放射科醫師	27%	13%	2%
癌症專科醫師	52%	45%	12%
癌症病人	67%	53%	59%

和死亡率依舊逐年攀升，預計未來仍將是影響國人健康的重要因素。

唯「美首」是瞻的臺灣醫界，說穿了，還不是在美國人設立的治癌死胡同打轉而自樂，互相比較有沒有昂貴的精密檢驗儀器。不過，找到了腫瘤，就治得了癌症嗎？癌症只藏在測得到的腫瘤中嗎？癌症難道只是看得到的局部性疾病嗎？

衛生署說，國內癌症防治在各界的長期努力下，男女性的癌症五年存活率已見提升，由民國八十三年的三七％與五九％，提高至目前的四〇％與六三％；另外，癌症標準化死亡率也由民國九十一年每十萬人口中的一百四十四人，略降至九十五年的一百三十九人，降幅三．五％。然而，再看國民健康局「九十三年及九十四年癌症登記報告」，比較九十至九十四年癌症標準化發生率的五年變化，結果卻是男性全部種類癌症增加三．七％，女性全部種類癌症增加二．一％……

假如您被診斷出癌症，您會跳脫正統癌症療法的圈圈，嘗試不一樣的療法或輔助方法嗎？

您知道最早的整合性另類癌症治療診所，早在五十多年前便已出現在歐洲的德國嗎？它的成功治療結果甚至經過嚴苛的科學檢視，而且經英國ＢＢＣ電臺所記錄下來。

1 New England Journal of Medicine.
2 Journal of American Medical Association.
3 Consumer Report.
4 Chest.

〈前言〉我的癌症研究背景

在講求資歷、經歷與文憑的社會裡，我有什麼資格談癌症？能給您自救的建議嗎？

我雖然不是醫師，但至少花了九年的時間參與癌症的科學研究工作，對癌症醫學有一定程度的了解。我的博士學位來自毒物學，在研究所上課期間也修了幾門藥理學的課，我經常覺得很納悶：為什麼每一種西藥都有那麼多副作用，有時候，副作用甚至比要醫治的病徵更多？我相信，很多人會選擇在另類醫學裡找尋解病的答案，就是因為西藥的副作用令人怯步。那麼，今天是檢討西醫弊病的最好機會嗎？根據艾森伯格醫生的研究調查顯示，另類醫學已是時勢所趨，現在正是一個創造新醫學的好時機。

我畢業於臺大農化系，一九九一年於美國肯塔基大學毒理學研究中心獲得哲學博士學位，研究課題是氟化脂肪酸（perfluoro fatty acids）對抗氧化機制的影響，焦點主要是放在整個抗氧化機制的作用，所以對維生素C與E、微量元素硒，與其他抗氧化物與抗氧化酵素均有深入認識。

美國高等教育注重推理，在研究所上課期間，寫報告必須列舉不同的假說、支持與反對證據，最後再自己評估、結論——我就這樣習得了一身嚴苛審複科學文獻的功夫。因為從小受銀粉的「汞毒害」所影響，記憶力不好，這種推理性的學習反而更適合我。

在研究所做論文研究的那幾年，我對環境汙染化學物對體內維生素A的不良影響也產生興趣，還發現多氯聯苯與其結構相似的化合物對大白鼠的維生素A有負面影響，為了繼續做這方面的研究，我選擇了狄盧卡博士（Luigi M. De Luca）的實驗室為博士後研究的延續。

狄盧卡博士在美國馬里蘭州比瑟斯達的國家衛生研究院的國家癌症研究中心（National Cancer Institute）主持維生素與抗癌方面的研究，在維生素A的領域頗有名氣。我在他的實驗室待了三年，研究維生素A及其代謝物與結構相似物的抗癌機制。

此外，我也研究維生素A的前趨物——β胡蘿蔔素——抗皮膚癌的機理，發現很多抗氧化劑對罹患皮膚癌的大白鼠實驗模式均有抗癌成效，這說明了「消炎」是抗癌的一項重要環節。當我發現此事實時，對繼續研究皮膚癌已沒什麼興趣，因為藥物的開發貴在擁有獨特專一性，但抗癌只需要一般性的抗氧化機制即可。之後，我轉到國家癌症研究中心的另一個細胞分化研究室，研究具有癌細胞分化能力的苯基脂肪酸（aromatic fatty acids），但在當時，我還沒涉獵任何另類癌症療法。

踏上另類醫學之路

我對另類醫學的興趣起於一九九五年，當時的我還是國家癌症研究中心的博士後研究員，跟大多數人一樣，對另類醫學或療法抱持很懷疑的態度。我當時研究的藥物是苯基脂肪酸，這種藥能促進癌細胞分化——癌細胞只要一分化，最後就會老死，轉而變得無害，所以非常值得深入研究。

分化性化療藥劑的毒性比一般會毒死癌細胞的化療藥物來得低。這組藥物的原始暨典型組員是苯乙酸（phenylacetic acid），此化合物普遍存在於大自然中，在植物發芽的尖端有較高的濃度，屬於一種植物生長激素；此外，在人的尿液裡也存有小量。在比生理濃度稍高的濃度下，苯乙酸能誘發培養基上各式各樣的癌細胞分化，分化後的癌細胞會變得比較「良性」，也因此壽命有限，最終會老化、死亡。

苯乙酸的作用與來源最早出現在一篇不為人注意的科學文獻中，所以當布忍斯基醫師（Stanislaw Burzynski）從尿液中分離出苯乙酸時，以為其抗癌性屬於已知知識，無法獲取治癌的專利權，因此未提出申請。不過，當他發現了苯乙酸與其代謝物苯乙酸麩胺醯胺（phenylacetylglutamine）合併使用會增強抗癌力時，便申請了專利權。

國家癌症研究中心的笛芙麗特・莎蜜博士（Dvorit Samid）同樣也有進行苯乙酸及苯乙酸麩胺醯胺的研究，不過，她在執行的過程之中，誤以為後者不具抗癌性，認為只有苯乙酸才是主要的有效成分，也因此捨棄了苯乙酸麩胺醯胺的研究。我祕密研究後卻發現，不僅兩者合併會有增強作用，苯乙酸麩胺醯胺本身在較高的濃度時就有抗癌力。

之後，我私下與布忍斯基醫師接觸，他的研發主任告訴我：在某些病人的血清中，苯乙酸麩胺醯胺在血液裡的濃度可以達非常高量卻無明顯副作用——莎蜜博士等於在不知情的情況下捨棄了一個有效的成分，但她倒也因此開發了整組苯基脂肪酸抗癌藥，裡面有些化合物不僅存於大自然中，本身也具有分化癌細胞的作用，如肉桂酸（cinnamic acid）。

癌症啟示錄

科學家也很容易被名利薰昏

莎蜜博士是我在國家癌症研究中心的第二個指導教授，她向癌症病人探尋他們使用另類療法的相關資訊，並在收集到幾個另類癌症療法可能有效的情報後，決定開始研究它們的可能性與機制作用。

布忍斯基醫師便是她接觸的對象之一，由於布忍斯基醫師在主流醫學界被視為洪水猛獸，莎蜜博士很少公開提到她這些研究藥物的原始來源，將布忍斯基的研究基礎改為以苯乙酸及其結構相似物——苯基脂肪酸來探討。不過，她最早期有關苯乙酸的研究還是透露了與布忍斯基醫師有所接觸——布忍斯基的研究機構叫「布忍斯基研究機構」，英文縮寫是ＢＲＩ，莎蜜博士一反慣例的只將ＢＲＩ列在她的報告中，刻意掩飾了布忍斯基的名字，或許是為了避嫌吧！

苯乙酸與苯乙酸麩胺醯胺最初是由布忍斯基醫師提供給莎蜜博士做研究用的，之後，她自行僱用了一名叫巴勃（Bob）的化學家合成生產，這些事實在她找我做研究前皆無透露，她找我去做研究是因為我的研究範圍與取向正符合她要研究的趨勢。

我從皮膚癌研究室轉到她的研究室之後，之所以會意外挖掘到她與布忍斯基醫師的關係，起因於一件事：莎蜜博士申請苯乙酸與其他結構相似脂肪酸的抗癌專利後，將專利權授予一家愛爾蘭的製藥廠，沒想到的是，這家製藥廠早已與布忍斯基博士簽過合約，要發展他的抗癌藥，卻在與莎蜜博士搭上線後，棄布忍斯基醫師與合約保證金，轉而支持莎蜜博士。於是，我自行調查與收集了關於這件事的情報。

對這個事件有興趣者可觀看艾瑞克・梅洛拉導演（Eric Merola）所拍攝的布忍斯基英文紀錄片（Burzynski I & II），當中有我被採訪的片段。

莎蜜博士很有野心，想把苯乙酸與其他結構相似脂肪酸等一網打盡，她還發現這些化合物的其他藥性（如促進血紅素的產生），並與另一個世界聞名的研究團隊合作；成效當然很不錯，但這個研究團隊卻背著她自行申請專利權，不過，莎蜜博士也不是省油的燈——她早就把專利申請書準備好了！

這樣爾虞我詐的一來一往，不管是在大學裡的小研究所，或是國家機構的大研究機構，一樣層出不窮。在美國國家癌症中心待的那五年給了我很多感慨，從研究經費拮据的州立大學到經費多多的國家實驗室，人的傲氣也隨錢氣而漲，許多科學家是為名為利而追求實驗成果，有名有利的科學家有時連其祕書與技師也傲氣逼人。

因此，我稱國家衛生研究院為擁有「鐵達尼號級驕傲自我」的聚集場所，這些科學家有著「先科學家後做人」的思維——最後，我決定保有做人的本質，不願為了當一個有所成的科學家，變成裡外不是人的爛人，就此離開了主流醫學研究領域。

之後，我在將苯乙酸麩胺醯胺與不同的苯基脂肪酸進行合併的抗癌作用中，獲得了很多數據，而這些原始實驗數據，我至今都還保留著。

最重要的人生轉折點

一九九六年至一九九七年是我人生最重要的轉折點，剛好正值我的博士後研究工作結束、開始謀職的時間點——博士後研究員拿的是獎學金，不是薪水，所以稱不上真正的職業。當時，我的指導老師莎蜜博士被迫離開國家癌症研究中心，謠傳她是被國家衛生研究院的頭頭——法默斯院長（Harold Vamus）掃地出門，因為莎蜜博士的苯乙酸治腦瘤的臨床（療效）研究結果不甚理想，她卻強硬地想繼續研究，法默斯認為這是不科學的研究態度，因此拒絕她的任職延期。我們的研究團隊因此面臨瓦解，這對正要求職的我來說，可真是不妙。還好，天無絕人之路……

某天，聽完才剛接任國家衛生研究院另類醫學辦公室的偉恩・瓊那斯醫師（Wayne Jonas）對內的公開演講後，我本著對苯乙酸機制的研究與相關知識，趨前與他交談。他一得知我做的實驗結果，立即邀我面談，並安排一份專業合約讓我為他寫調查報告，專門分析布忍斯基的癌症療法，以做為將來評估此研究主題該何去何從的依據。

當時，在紐約一些醫學中心進行的苯乙酸及苯乙酸麩胺醯胺臨床獨立研究發生了很大的爭議，有病人回報執行臨床研究的醫師言語不遜地暗損布忍斯基的療法，結果，病人對貶損布忍斯基的醫師產生了不信任感，這樣的心理因素連帶影響了雙盲實驗的公正性，導致臨床研究無法為人信任；再加上學院派的研究團隊與布忍斯基之間也互不信任——畢竟兩陣營在歷史傳統上始終相互猜忌，致使整個研究陷入膠著，亟需客觀公正的分析。

我的知識與立場讓我成了撰寫評估報告的最佳人選，瓊那斯醫師於是約聘我為非正式編制的獨立特約人員，評估布忍斯基醫生的抗癌療法，為期半年，之後又因為有另一項另類癌症療法需要評估，讓我得到了一年的喘息時間，暫時無需煩惱找工作。這便是我個人危機的第一個奇蹟轉折。

許多人都對另類醫學辦公室寄予厚望，但在瓊那斯醫師接手前，成效始終不彰，主管也因此遭撤，美國國家衛生研究院很多主管都認為，國會並不尊重專家的意見，於是便以搞爛另類醫學辦公室為樂。之後，國會面對的社會壓力愈來愈強，於是找了瓊那斯醫師來收拾爛攤子。瓊那斯醫師是研究方法論[1]的學者，又是從軍的軍醫，思維與紀律比一般科學家好太多了！他逐漸把辦公室拉上軌道，設立機制與制度，卻也讓大家感到芒刺在背——他駐防德國時，拜瑞士順勢醫學大師喬治・維托卡斯（George Vithoulkas）為師，是正統西醫最痛恨的順勢療法醫師，又學了一大堆有的沒有的另類療法，讓許多高級主管坐立不安。於是，辦公室裡出現了許多國家衛生研究院主任與副主任安插的耳目，每個人說話都變得小心翼翼，深怕一不小心，便被看成是關懷或支持另類醫學的一派。

美國醫界也搞白色恐怖

美國貴為醫學研究重鎮，事實上卻像臺灣戒嚴時期那般保守，偏離正統往往要付出很大的代價，比如：牙醫師不得跟病人講汞齊有安全疑慮，也不能以汞齊會致病為理由替病人除汞齊，美國牙醫協會（American Dental Association）甚至會派假病人去刺探牙醫師的汞齊立場。我後來認識的生物牙醫（biological dentists）中，就有不少人因此受到不同程度的處罰，甚至失去執照——口口聲聲講科學的醫學界也行白色恐怖般的政治迫害，以達自我利益的保護。

這樣的發現，讓過於理想化的我從夢中清醒過來。到美國求學，是為了離開臺灣獨裁的環境，以免

癌症啟示錄

不要完全相信所謂專家說的話

布忍斯基醫師具有來自波蘭的醫學暨博士雙學位，從小就才智過人，成年之後，他因政治因素而被迫要到北越從軍，他在從軍前夕逃離波蘭，抵達美國重操研究尿液抗癌物的舊業。他在貝樂大學的研究原本有獲得國家與校際研究基金的贊助，可是在彼此因利益而失和之後，研究經費便完全斷絕了。

然而，布忍斯基與共產黨周旋而訓練出來的能耐，並沒有因為這樣的政治手段就被壓制，加上德州在美國被稱為「孤星州」，德州居民向來就以欲脫離聯邦而自行獨立的傳統而知名，在當地病人與地方政治力量的支持下，布忍斯基醫師還是突破了聯邦政府設下的重重難關。光是他一個人所治好的腦瘤患者人數，就比全美國醫師所治好的還多——他是很有實力的！

布忍斯基從病人的收費獲得研究經費——他的診所收費高昂，其中大部分都轉移到布忍斯基研究機構，做為抗癌物研發及自行生產藥物的經費。很諷刺的，機構的第二任研發主管是出身美國國家衛生研究院的研究員，他表示，布忍斯基的研究並不像主流派或傳聞所詆毀的那樣，反而有很多開發不盡的內涵。

提到尿液裡有數不盡的可能藥物，布忍斯基的第一任研發主管廖明徵博士返臺後所走的研發路線便與此有關。他是知情者，當然理解尿中有寶，只是布忍斯基的法律問題總是讓計畫參與人擔心自身的前途。

廖明徵博士在臺受到賴基銘醫師的庇護，卻也讓賴基銘醫師飽受同儕譏笑；如今，廖明徵博士的CD-4抗癌藥在幾年前通過了中國的新藥批准，正式上市，臺灣也有部分醫師用此藥治療癌症。

涉閱與複審布忍斯基的抗癌療法讓我深深體會到，許多對他的詆毀都出自於惡意與無知，根本就沒有第一手資料的猜測、假客觀的狼言狼語，我也因此學會如何辨識那些自詡為揭發醫療騙術的正義之士

（quack-busters）——其實他們才是真正的江湖騙子。令人擔心的是，很多讀者都被他們頭頭是道的寫作騙得五體投地。我有一位好友就與這些人打過官司，他們的伎倆如下：一次發一堆要脅信給另類醫學醫師，沒膽的另類醫師就會破財消災，我的好友曾在法庭上揭穿其中一個不學無術、從未行過醫的精神科醫生，這傢伙連神經學的筆試都沒考過，從未行過醫，卻寫了一大堆評論，在媒體與法庭上被人視為專家。

在這幫人中還有一位退休的化學家，曾在著名的醫學期刊——《針刺絡》[2]上發表了一篇對布忍斯基抗癌療法不利的評論，根據我的實驗研究與推論，他的內容充滿了不實與偏見。更糟的是，在布忍斯基訴訟案前，一大堆批評布忍斯基的類似文章紛紛出現在不同的期刊與雜誌刊物上，這些文章皆是引用該文章為基礎，聲稱布忍斯基的抗癌療法騙人——還真是非常高效率的資源回收啊！

這種**循環性的文章引述**正是這幫人常用的伎倆，用以形成一種輿論假象。

這些江湖騙子也經常被醫療保險公司聘請為專家證人，以便在法庭上有「科學依據」支持保險公司拒付病人使用另類療法的保費申請。說穿了，還是回到錢這碼事！更好笑的是，那位批評布忍斯基的退休化學家，在另一位醫師給了他幾箱有關營養的文獻後，又開始以營養專家自居！此外，這些江湖騙子也經常因醫療保險公司的公關身分而上電視媒體，也因此加深了大眾對他們「專家」形象的信任。

這一次新冠病毒與疫苗的事件簡直是空前未有的科學「戒嚴」，許多醫療上的不同意見竟然在社交媒體上被噤聲，連經過「統合分析」的結論也被指為不夠嚴謹，真不知科學標準在哪裡？

其實，伊維菌素（抗寄生蟲老藥）有二十個機制作用可以阻擋新冠病毒，有些人稱之為「神藥」，但是專利已過期，藥廠賺不到錢，所以一直被打壓。有影片顯示輝瑞藥廠是很大咖的媒體贊助商，得罪不起，而且輝瑞的董事會裡有一名董事是美國ＦＤＡ的前署長，頗有「旋轉門」之嫌。

最後的最後，有人想向現今的輔助與另類醫學中心調借我對布忍斯基抗癌療法的評論報告，得到的回覆竟然是——找不到，無此報告。還好，我深知狡兔需有三窟，老早就在不同地方置放了報告的拷貝，也給許多人——包括退休國會議員——看過此報告。官方否認與隱藏是沒用的，我在臺灣就有一份精簡版可當證據，也已在中華民國能量醫學學會電子期刊上發表。

此外，我也涉獵了不少另類癌症療法的書籍，為了實證，甚至走訪多間另類診所。我待過墨西哥提瓦那市的CHIPSA醫院，觀察癌症病人使用葛森食療法，並與著名的德國癌症大夫以色斯（Josef Issels）一同會診；我拜訪過許多著名的美國癌症大夫，像是休斯頓的布忍斯基、紐約市的瑞維奇（E. Revici）、紐約州的薛克特（M. Schacter）、亞特蘭大市的柏莊（R. Bergeron）、鳳凰市的齊夫（R. Ziev）等，也碰過不少醫學界的奇人異士，例如對我的癌症理論與實務有相當影響力的巧巧瓦（Sam Chachoua）等，吸收並融合他們的癌症理論與實際醫療經驗後，我以英文在一九九九年寫了一篇整合癌症理論與實踐的論文。

因為講話太直造成家人的不便。外公在二二八事件未發生前，就曾因拒絕施賄而被人以莫須有的罪名送入監獄三年，最後還得花大錢贖人出獄。

當時，我媽媽剛成年，上班時還被人跟蹤、監視了一段時日；小時候，喜歡罵國民黨的青年黨員鄰居因為鄰人的密告而被送去綠島，唱了七年的《綠島小夜曲》，全家人也因此深陷苦境……所以，一看到自由民主的美國醫界也有白色恐怖，我心裡就已徹底明白：一旦對布忍斯基的療法做出任何正面的結論，我的科學生涯恐怕還沒有起步就要結束了。

在那種環境中，每個人都必須選擇靠邊站，我選擇了講實話，也接受斷送科學生涯的命運，所以從一九九七年中起，我就開始「不務正業」，所幸沒遇上經濟方面的困難——或許是因為站在真理的一邊吧？老天爺一直庇護著我，過著無業遊民式的生活至今至少有十七載，也讓很多人為此感到不可思議。

話說接受瓊那斯醫師的聘用後，經過半年的審查與結果分析，我完成了一份八十多頁的分析報告，當中並額外加上數十頁以上的引用參考資料。

後來，美國對布忍斯基醫師的訴訟案也因為陪審團未能達成一致判決而無罪開釋，讓布忍斯基醫師得以再度進行獨立研究與行醫。他被美國食品藥品管理局（Food and Drug Administration，簡稱FDA）控訴的罪名是違反州際運輸貿易法——未被FDA正式批准的藥不得穿越州界，礙於法令規定，布忍斯基醫師於是安排病人在德州的親友代寄藥品。

布忍斯基醫師與FDA的交惡，其實起緣於政治因素事件，與其抗癌法的科學性完全無關。在貝樂大學（Baylor Univeristy）醫學院時，布忍斯基從尿液中發現了抗癌物，貝樂大學要求他將抗癌物的權利全數交給校方，兩方為此意見不合，最終導致分裂。布忍斯基的療法最早還受學院庇護，在媒體上頗受矚目與稱許，一旦因利益關係而失和，校方、醫界與媒體立刻與之反目，從此，布忍斯基遭受控訴與迫害長達二十年，永無安寧。

在FDA控訴案的審案期間，焦點全放在技術性的議題打轉，而完全與藥效無關——因為一旦扯上藥效，就得讓病人上法庭作證，如此一來肯定有利於布忍斯基醫師！

我有了特異功能

在評估布忍斯基醫生的抗癌療法時，我遇到了生命中的第二個貴人——周瑞宏老師。一九九六年十月，我受他傳授「和氣大愛」，這是一種從中國氣功延伸出來的靈修方式。剛開始練習時並未全力以赴，所以沒感受到氣的運轉，一九九七年新年過後，我被他在華府的傳人保羅叫去上課與練習功法，從此之後就天天練習。結果，不到兩、三個月的時間，我就「拙火上揚」（Kundalini awakening）啦！

那時候，我還在另類辦公室，對拙火上揚一無所知，只以為是練功後的收功關不了氣，也沒有多追究。數年後，看到亞利桑納州的名醫蓋布利爾・卡忍（Gabriel Cousens）的著作，描寫他拙火上揚的生、心理現象，我才恍然大悟，氣運作最強烈時，其實是拙火上揚的典型經驗。然而當時的我只是每天快快樂樂地做分內之事：閱讀另類辦公室裡的書（有時一星期就看完三本，很多現今的知識便是在那個時候累積下來的），然後每天晚上勤快的練功。

有一天，在和氣大愛團練回家後，氣關不住而揚溢在外，我居然憑著直覺找出一位德國醫師友人的腰痛問題所在。當時，我正好在看一些直覺診斷類的書，直覺診斷在當時的美國因凱洛琳・梅絲（Caroline Myss）而廣為人知，她與一位整合醫學醫師合作，幫助很多病人解決病痛與生命疑難，其著作也成為美國的暢銷書。

我的第三個生命奇蹟就是特異功能的啟發，在最需要突破困境時，持續練功啟發了我的「特異功能」，不僅開智慧，可以看清很多事由，從此還能感受到別人的苦痛處，好比被賜予了另類的科學研究工具，讓我能透過直覺感應，直接找出病人的問題所在，我的醫師同事也一一用不同的醫療診斷工具證實我的發現是正確的。

古代有些知名的中醫（如扁鵲與孫思邈）便具有透視病人身體的能力，很多藏醫也具有為人診治的特異功能，因為慈悲與同理心開展時，其潛能便會顯露出來。我在持續體驗後發現，當慈悲心展現、想治療受苦者時，自己的雙手會出現能量或靈療的功效，把自己放空、讓自己變成宇宙能量的管道，能量就會藉由身體傳導到受益者，而且愈放空能量愈強，甚至連遠距診斷能力與治療效果也會出現。

簡而言之，潛能發展與一個人的純淨（沒有意圖的）、起心動念以及不施干預有密切關聯。

從此，天地變成我的實驗室，直覺感應變成我的研究儀器，再也不必殺生做動物實驗，再將實驗結果間接硬推到人類上。我從實驗室被解放出來了！

但知道自己有能力找到病人問題處是一回事，保持高正確率才是盡責的態度，所以我一直以自己為實驗對象，反覆檢視自己的正確度，至今鮮少發生錯誤。後來，我更發展出一套方法來檢測每天的感應能力是否有誤差——畢竟發生錯誤對病人是一種傷害——這不但是一種自我要求，更是一種科學態度的堅持。

另類辦公室的合約結束後，我再也沒有找事做，直接搬到南卡州的綠村市住。慢慢地，有病人來找我解釋一直得不到解答的病痛，他們在得到解答後最常問的問題是：我能不能提供醫療。沒多久，我對汞齊以及其他牙齒問題的經驗就派上了用場。我在綠村市的一個好友大衛因腸道通透性高的食物微粒會跑進血液的腸漏症所困擾（食物通常無法進入腸壁的血管，然而當發炎導致腸壁不完整時，便會出現腸漏現象），就連另類治療師也找不到原因，我一下子就找到他大臼齒有抽過神經，帶他一起去看鄰城專精生物牙醫的泰特醫師（John Tate）。當他的大臼齒被拔出時，可以看到整隻牙根全黑掉了——大臼齒與大腸經相連，難怪腸漏症始終好不了。

直覺診斷的臨床經驗與病人需求，再搭配上原有的科學訓練，讓我「悟」出了一套自我保健與療癒的系統，用以幫助病人。

「悟」字是非常重要的字眼，因為很多靈感是剎那間進入腦海，絲毫不費勁，也幸好這麼多答案出現在眼前時，我能夠注意到——這一切，讓我對上天的信仰更加堅定，不再對祂有任何質疑。在這之後，我也與一些牙醫、醫師、整脊醫師、大腸水療師互相合作，一同幫助病人。

出這本書的主要目的是提供癌友一份小確信（幸），讓癌友能夠聚焦在重要的事項，而不是提供天底下所有的另類癌症療法。莊子曰：「吾生也有涯，知也無涯，以有涯隨無涯，殆已！」所以，學以致用最要緊，運用當地找得到的資源自救就對了！

1 研究方法論，research methodology，論述如何做實驗以取得證明假說的研究方法學說。

2 Lancet.

1 認清你的癌症狀況

有清楚的診斷，才能有適當的對應治療

不論是以「知己知彼，百戰百勝」或「工欲善其事，必先利其器」的觀點來討論癌症治療，我們都一定要確切取得癌症的清楚診斷，不然無法找到適當的對應治療與追蹤療效。

有些癌友來找我諮商，卻一問三不知，人在狀況外，卻又心急得不得了，一口氣問了我許多問題；一下想找這個名醫、一下想找那個名醫，要不然就是想嘗試各種偏方療法……整個人慌到六神無主，當然難以找到定案──難怪很多有靜心效果的身心療法對癌症病人都有輔佐成效，因為穩定心情能減少促進癌細胞增長的壓力荷爾蒙，這在〈心理排毒讓疾病轉向〉一章將有更深入的探討。

步驟1 收集檢驗報告與診斷書

請立即深呼吸幾下，定下心，把手上所有的檢測報告集中在一個檔案夾，再拿出一張紙，把自己的

第____次檢測結果與治療意見

____年____月____日，______________________醫院

_____________醫師

癌症名稱：______________________第____期

切片結果：

涉及淋巴：

血液檢測報告：

治療建議：

預後狀況：

癌症種類、第幾期與切片檢查的結果寫下來（見前頁）。如果不滿意第一次的檢測結果以及醫師建議，可以尋求第二意見，甚至第三意見。

有時候不同醫院的檢測會相差甚多，一定要多加注意、確定。此外，如果診斷都是看不懂的英文，趕快請人翻譯或上網利用搜尋工具翻譯並找尋相關資料。

步驟2 勾選你的可能致癌風險因子

癌症是全球名列前茅的死因之一，二〇一二年造成八百二十萬人死亡，其中以肺癌、肝癌、胃癌、大腸直腸癌與乳癌為主要種類，但在男女性之間存在著一些差別。

官方說詞是，三〇%的癌症死亡案例源自以下五種行為與飲食風險（或稱為生活方式錯誤）：**肥胖**、**蔬果攝取量不足**、**缺乏運動**、**抽菸與酗酒**，尤以抽菸為首要風險因子，占全球癌症死亡率的二〇%以上（不過，我倒認為應有遠超過一半以上的死亡案例源自於錯誤的生活方式）。

在中低收入國家，病毒所導致的癌症占了癌症死亡率超過兩成的比例；此外，全球每年新增的癌症案例有超過六成發生在非洲、亞洲與中南美洲，這些地區也占全球癌症死亡率的七成。據估計，在未來二十年內，每年新增癌症案例會從二〇一二年的一千四百萬上升到兩千兩百萬。

因此，除了傳統西醫的治療方法與預後狀況，也要開始搜尋另類癌症療法及可能的罹癌風險因子。為了不讓癌症惡化，**最重要的是立刻避免促進癌細胞生長的因素，以及改變無助於療癒的生活習慣。**

表1. 不同癌症種類的致癌風險因子以及預後資訊*

癌症種類	風險因子	傳統西醫療法的五年存活率
腦癌	手機微波、60Hz電磁場暴露	33.4%
口腔癌	‧男比女多 ‧抽菸、抽煙斗與咀嚼菸草、輻射及其他毒素暴露	64.3%
肺癌	抽菸、二手菸、石棉、輻射線、氡氣、甲醛、其他揮發性化毒	16.8%
乳癌	年齡增加、經期提前、晚停經、未生小孩或三十歲後才生小孩、家族或個人病史、遺傳到罹癌基因	89.2%
胃癌	幽門桿菌	28.3%
肝癌	肝炎病毒	16.6%
胰臟癌	年齡增加、抽菸、高脂肪飲食	6.7%
大腸癌	息肉、潰爛性腸炎（或克隆氏症）、家族病史、居住在大都會或工業區、特別基因突變	64.7%
黑色素癌	太陽暴露（特別是幼童期）、容易曬傷或產生雀斑、皮膚白比黑者易罹此癌	91.3%
非賀金斯淋巴癌	受HIV與HTLV-1病毒壓抑免疫系統、器官移植者、除草劑暴露	69.3%
腎癌	‧肥胖 ‧男人比女人易罹此癌、抽菸比不抽菸者易罹此癌	72.4%
膀胱癌	‧男人比女人易罹此癌、抽菸比不抽菸者易罹此癌 ‧黑手、卡車司機與常暴露於化毒環境的工人 ‧河流或湖泊捕魚者	77.4%
子宮癌	‧子宮頸：抽菸、十八歲前發生性關係、多重性伴侶、經濟能力低 ‧輸卵管：經期提早、晚停經、未曾懷孕、雌激素暴露、雌激素荷爾蒙療法、糖尿病、膽疾、高血壓、肥胖	67.9% 82.8% （子宮體）
卵巢癌	年齡增加、未曾受孕、居住在工業汙染區、乳癌或卵巢癌家族史、遺傳到乳癌基因	44.6%
攝護腺癌	年齡增加	98.9%

白血病	特定基因不正常（如唐氏症）、過度輻射暴露、暴露到苯之類的化毒、HTLV-1病毒	57.2%

*根據美國SEER系統2004～2010年間統計的五年存活率，除男女性器官外，此數字是不分性別、發現癌症的腫瘤分期、每種癌症的細分類，讀者若知道自己的確切癌症種類，可以上網找尋更精準的統計數字。

表1是各種癌症的致病風險，以及幾個致癌風險因子的簡述，後附美國癌症追蹤系統所發表二〇〇四年至二〇一〇年的五年存活率。

三十個致癌風險因子

現今醫學對癌症的共識是：一種多重因子造成的疾病結果。以下我選出較為公認的三十個致癌因子稍做簡介，並說明其致癌性：

1長期電磁波暴露：此點雖還有爭議，但這些爭議其實來自利益團體故意放出來的「烏賊黑墨」干擾。你可知道正常細胞一旦暴露在電磁波下，便會產生癌細胞的生化特徵？這樣你還會認為電磁波對人無害嗎？現代家庭使用的電器用品愈來愈多，又幾乎都會產生諧波（波頻同相會產生共振，變成兩倍強度頻率，當這種共振現象持續時，會產生像無線電波那樣有礙健康的高頻率）的省電電器品。過去一百年以來，**環境毒素中增加最多的就是——百萬倍的電磁波。與電磁波危害較有直接關係的癌症是腦癌、（兒童）白血病和乳癌**等，但其實所有癌症多少都受其影響，不論是直接的，或間接因壓抑免疫系統與荷爾蒙系統所致。

美國東西兩岸的整合醫學大師大村惠昭以及克林哈特醫師（Dietrich Klinghardt）皆

發現電磁波對癌症病人影響頗大，前者發現電磁波會讓病人細胞變成具有類似癌細胞的特徵，而後者發現治癒的病人如果暴露在持續不斷的微微波後，病症會很快地在一年內復發，甚至死亡。細胞修復時所容許的電磁波強度是五至十毫伏特，但臥室常常測到超過一千毫伏特，加上手機微波訊號臺散布四處，住在繁榮的城市反而讓身體無法進行修復，提早衰老得病。

2 地磁壓力：早在一九二九年時，德國的研究員就發現高致癌區與地磁壓力分布有關，而地磁壓力則與產生干擾人體正電的地下水流、斷層（輻射）、特殊地球能量線（哈門氏線與克里氏線）有關，大型的動物實驗也證實了這一點，只是美國科學界對此問題不甚投入。想要有效對付地磁壓力，有時候只需移動睡床一、兩尺就行了。臺灣位處地震密集區，地殼斷層多，這些斷層也會對身心產生負面作用。有些能量儀如德國的MORA便具備檢測此地磁壓力的功能。

3 病屋症候群：與居住環境有關的另一因素，最初是從德國開始受到關注的。二次大戰後，德國用合成建材蓋了很多房子，居民在居住一段時間後開始出現病症，這就是病屋症候群的由來。只要聞得到的新屋味道，便代表有化學物質存在，很可能是刺鼻的甲醛或其他化學物質，而甲醛有致癌性，**與香菸以及炒菜產生之油煙無關的肺癌，便可能是建材的化毒所致**[1]。

4 游離性輻射：游離性輻射不僅存在於自然環境，也廣用於醫學上，然而，我們發現隨著游離性輻射使用時間的增長，其風險也變得愈來愈大！加州大學柏克萊分校的分子與細胞生物系的退休榮譽教授約翰・高夫曼醫生暨博士（John Kauffman）在研究游離性輻射三十年後下了結論說：「輻射暴露時間愈久，所需的致病劑量就愈小。」他認為所有的癌症皆會受影響，過去人們對高劑量輻射的安全性低估了十倍——連乳房X光攝影術也不例外，雖然醫師口口聲聲說此種檢測只會讓病人暴露於低劑量輻射，但事實可能並非如此。

避免的方法無二，就是不暴露，也就是不做乳房X光攝影術，改做**無輻射暴露的溫度顯影術**，此法用紅外線做異常體溫的顯現，比乳房攝影術還敏感，病人有初期感染與溫度異常的現象，在腫瘤未出現前即可測得，所以也有預防的效果。

此外，家中的輻射線多半來自磁磚上的釉或花瓶上的釉，因為釉土容易具高輻射性。

5核子輻射：即使是低度暴露，也被發現會提高致癌風險。**居住在核能發電廠八十公里內的婦女有乳癌增加的風險**，美國紐約長島區鄰近四座核能發電廠，是全國乳癌最高的地方。美國前環保署工作人員節・古德（Jay Good）進一步的研究發現，三分之一的美國土地處於核能發電廠一百八十公里內，這些地區的乳癌發生率占了全國的一半。從一九五〇到一九八九年，鄰近最舊型七座核子反應爐的十四個縣中，乳癌死亡成長率是三七％，是全國平均成長率（一％）的三十七倍。此外，在長期追蹤下，我們也發現核子反應爐的相關工作人員，在各種癌症發生率上或多或少都有增加的風險。核子衰退後的輻射性產物——特別是碘與鍶，可能是主要的致癌因素。研究機構對臺灣南北核子發電廠所導致的癌症增加率，也應該估算一下了吧！

6有機磷農藥與殺蟲劑（環境荷爾蒙）：環境荷爾蒙又叫荷爾蒙阻斷物，某些具有仿荷爾蒙的作用，另一些卻有阻斷荷爾蒙的作用。以色列的一項乳癌研究證明了這項危害，表示乳癌組織裡的DDT與PCBs（多氯聯苯）比正常的乳房組織及鄰近的其他組織高出很多，一旦禁止這些農藥後，母奶中的毒素濃度隨即顯著下降，之後十年，乳癌死亡率下降了三〇%，此數據甚至發生在其他致癌風險因子有升無降的情況下！不僅如此，農業上使用的除草劑同樣有致癌風險，而給寵物帶的除蟲環也含有高度致癌性的殺蟲劑，對小孩子的傷害更大。許多這類毒素都具雌性荷爾蒙的活性，被認為是臺灣婦女比歐美提早十年得乳癌的原因之一。最近的食安連三爆顯示，臺灣食用油受反式脂肪酸與致癌重金屬的汙染，可能會同時提高乳癌、子宮頸癌與卵巢癌的風險。主要的前十種殺蟲劑是：異辛酯（2,4,5-T ester）、阿特拉津（Atrazin）、艾氏劑（Aldrin）、DDT、Dichlorvos（獸用驅蟲劑）、狄氏殺蟲劑（Dieldrin）、硫丹（Endosulfan）、六氯酚（Hexachlorophen）、馬拉松（Malathion/Metothrax）、巴拉松（Parathion）。

7 工業汙染毒素：化合物與重金屬毒也會隨著工業汙染進入人體。不論是臺灣或美國，鄰近工業區及工業區下游河川地附近的居民致癌率往往都偏高，**臺灣的癌症地圖顯示，汙染河川的下游是癌症病患的集中地區；**美國佛羅里達州工業毒理學家史丹寧鳩博士（Steininger）實驗分析後發現，癌症病人的癌細胞往往含大量毒素，而在過去一百年，單單重金屬的環境汙染便已增加了一千倍。

南韓的三星公司近幾年飽受指控，直指其為員工罹患癌症、各種疾病的元凶，更有報導指出，已有超過兩百位生產線員工死於癌症。三星原本矢口否認，直到《華盛頓郵報》的深入追蹤及各個國際媒體的跟進，才在輿論壓力下，於二〇一四年五月由副總裁出面道歉，賠償員工。之後《赫芬頓郵報》和《韓民族日報》合作，以系列報導揭露出，三星公司充滿毒素的工廠作業環境除了致使作業員生病，甚至可能會讓他們生出來的小孩產生各種先天性疾病。有些員工要負責灌注化學物質到儀器中，再用三聚氰胺洗晶片，而在加熱過程中，會接觸到苯、甲醛等致癌物，這些毒素也會隨懷孕而流往胎兒，造成先天缺陷或疾病。臺灣也應正視國內幾個電子園區的毒素汙染問題。

8水源汙染：許多地表與地下水源已經受到汙染。水源不僅有農業與工業汙染物，也會受過度繁殖的藻類所產生的毒素汙染。美國地質調查發現，農業區的三千三百多個地下水井中，將近一成有亞硝酸鹽的汙染——空氣與水源汙染是類環境毒素散播的主要兩大途徑。來自雲林縣烏腳病地區的李秋涼老師已無親人，皆死於砷引致的癌症，唯獨她搬到埔里居住，並且吃野菜、力行生機飲食，因此得以存活許多年，迄今無恙。

9氯化水：近來研究發現，**自來水漂白後的化學產物三氯甲烷有致癌性，特別是直結腸癌**——臺灣人目前易罹患的癌症。當中還有兩個化毒——縮寫為MX與DCA（自來水漂白時產生的產物）——有基因突變性，此外，我們該擔心的不只是從口攝取到三氯甲烷，在密閉的浴室中洗澡也會增加三氯甲烷的暴露量。至於水氟化，雖然目前未被臺灣人民採納，但牙醫師一直認為塗氟能預防蛀牙；然而，新進的研究不只推翻了氟防蛀牙的論點，還發現多量的氟會造成中毒與骨折，就連少量暴露也會對神經有不良影響。

所以，寧可平常少吃甜點、注重口腔衛生，也不要塗氟[1]。

10抽菸、咀嚼菸草：這是最強的單一致癌物，與它有關的癌症包括肺癌、頭頸癌、口腔與鼻咽癌、膀胱癌、腎癌、胃癌、子宮頸癌、胰臟癌與白血病。香菸燃燒會產生超過兩千種化合物，許多都具毒性，所以吸二手菸也會有致癌風險，與苯、氡氣及石棉同屬已知的人類致癌物。更要注意的是，**加糖的香菸更毒**，英國的香菸糖分為全球最高，致肺癌率也最高；法國香菸無添加糖，致肺癌率最低，美國香菸的糖分與致肺癌率則介於英法之間。香菸會壓抑自然殺手細胞與免疫球蛋白IGA的生產——抵抗病毒與細菌的第一道防線，而糖與其他有機化合物焦化時，會產生壓抑免疫系統的致癌物。此外，咀嚼菸草會讓口腔接觸大量的毒物，容易導致口腔癌症。

11荷爾蒙療法：服用避孕藥改變荷爾蒙會增加罹癌的風險，避孕藥有增加乳癌與子宮頸癌的風險；服用合成的各式雌激素以避免停經徵狀者，則會增加子宮內膜癌與乳癌的風險。此外，使用生長激素來促進乳牛產奶的行為也應該歸類於此風險因子，因為生長激素會促進胰島素生長激素（IGF）的生產，IGF為惡名昭彰的癌症助長物。

12過度日曬：過度日曬會致癌，特別是紫外線B與C，由於地球臭氧層的破洞造成更多紫外線暴露，皮膚癌會愈來愈多；其中，膚色愈白的人影響愈大。紫外線致癌的原因在於紫外線會造成腫瘤壓制基因p53的突變，而無能力修復基因突變的人風險又更高。此外，過度日曬也會導致免疫系統受壓制，更容易促進癌症生長。

13有免疫壓抑性的藥物：不僅限於器官移植所使用的免疫壓抑劑，包含抗生素、止痛藥和疫苗等在內的許多藥物都有壓抑免疫系統的副作用。化療藥物也會壓抑免疫系統，難怪許多存活過第一次癌症的幼童在多年後往往會罹患第二種癌症。

14食品添加物：已有一些食品添加物被證實會促使癌症生長，其中最直接的，是防腐的硝酸鹽及亞硝酸鹽。不過，更可怕的其實是我們每天有心無心攝取、多種安全劑量內的食品添加物——沒有人知道合併累積量是否有增強作用。

主要的前十種食品添加物是：苯酸混合物（Benzoic acids）、山梨酸及山梨酸酯（Sorbic acids and Sorbates）、奎寧（Quinine）、三多食子酸鹽（Gallates）、味精（MSG, monosodium glutamate）、亞硝酸鹽（Nitrites）、苯甲酸酯（PHBs, esters of benzoic acids）、磷酸鹽（phosphates）、水楊酸鹽（Salicylates）、（亞）硫酸鹽（Sulphites, sulphates）與二氧化硫（SO2）。

15食品黴菌毒素：這是潮濕的臺灣不可忽視的罹癌因子。例如**黃麴毒素是很強的肝癌風險因子，與牛奶一起攝取到時，毒素倍增。**此外，若花生、堅果、穀類、豆類因儲存不當而長霉，就容易有黴菌毒素遺留，根據已故長庚醫院毒物科的林杰樑醫師所測，辣豆瓣醬往往都含黃麴毒素。

16長期熬夜不睡：早、中、晚三班制是追求工業效率的極致表現，卻也造成很多免疫失調的健康問題，癌症便在其內。不論原因是工作還是失眠，晚上不睡覺會減少褪黑激素的產生，褪黑激素是對人體的復原最具影響力的單一荷爾蒙——連空姐因長途飛行而改變睡眠習慣，都有升高乳癌罹患率的風險

癌症啟示錄

橫跨五大洲、深入數百個城市，二十年研究與實地調查

偉斯頓・普萊斯是一名知名牙醫及研究學者，十九世紀末初執業時，正逢糧食革命興起，工業化生產、農藥、精製麵粉、糖、罐頭成為主流，與蛀牙、齒弓畸形、結核病及體質退化開始猖獗的時間點完全吻合！

察覺這點的他，投入多年研究，最後更展開原始飲食考查，費時十年深入五大洲、數百個城市，並帶回一萬五千張照片、四千張幻燈片和大量研究資料。

正如他所假設的，調查結果直指：吃原始飲食的人齒列整齊（沒有虎牙、暴牙、戽斗、咬合不正）、接近〇%的蛀牙率、抗結核病體質，無現代常見的肥胖、心臟疾病、結核病、癌症、認知功能障礙。回國後的普萊斯仍持續分析各地寄來的食物樣本，調配出營養完整的強化飲食，每日為貧童及孤兒供應一餐，健康幾乎是立即得到顯著改善：體力變好、心臟症候改善、關節炎痊癒、專注力及學習力提升，連蛀牙洞也完全癒合！

普萊斯醫師把這些研究結果彙集起來，寫成《史上最震撼的飲食大真相》一書，直至今日仍是一本歷久彌新的曠世鉅作。

（當然，頻繁的飛行也讓空姐暴露於大量的輻射線）。任何會造成褪黑激素減產的因素，對癌症患者皆無益。

17腸毒與消化系統受損：這是老化的開始。明朝劉太醫用死囚做臨床實驗，發現消化是萬病的開始，要做食療一定要把消化系統修復與活化。便祕所累積的腸毒與一再循環的自毒素是讓人老化生病的首要因素，太多現代人因趕時間而在吃飯時囫圇吞棗，加上又多外食，把消化系統搞糟了。此外，畜牧業或醫療體系濫用抗生素也會導致腸道菌叢失衡，當壞菌過度繁殖，自然會導致消化系統的破壞。本土研究也發現，臺灣人的腸道壞菌比鄰國日本人的多太多了。

18飲食與營養缺失：這會造成維生素與礦物質匱乏。現代社會肥胖現象普遍，大家都認為是營養過剩，卻不知**肥胖者也有部分營養素缺少的問題**。加州一位專治癌症的醫師朋友告訴我，她的病人中，十個有九個尿液測出維生素C太低的現象。維生素C是抗氧化的營養素，也是解毒的利器；偉斯頓．普萊斯牙醫師（Weston Price）便發現，一旦偏離營養充足的傳統飲食、改就西化飲食，原始部落的民族就會出現各種文明病——癌症也包含在其中。現今的飲食——特別是外食——充滿了毒素與添加物，不生病才怪！

19甲狀腺低下：這也是容易罹癌的因素之一。與甲狀腺亢進者相比，缺乏甲狀腺素者不僅新陳代謝低落，也容易罹癌。現代人缺乏運動，又常處於冷氣、空調房內，容易造成甲狀腺失調。此外，有毒牙材與病灶也會造成甲狀腺問題，值得注意。近年氟、氯、溴等鹵素的使用倍增，此現象會加速耗損體內碘的含量，造成碘不足，在臨床醫學上，鹵素中毒的解毒劑就是碘！

20感染源（如寄生蟲、黴菌、細菌與病毒）：感染源——特別是隱性的——已被最新的研究公認是許多疾病（包括癌症與心血管疾病）的致因。礙於過去許多菌種無法生存於體外，所以很多病因未被識別，現代先進的基因檢測改善了此問題，也導正過去的偏見與誤解。

21自由基暴露：自由基會損傷細胞，也會破壞基因。造成自由基產生的原因很多，從重金屬如汞、感染原如肝炎病毒，到塵埃性吸入物如石棉，在在都會導致身體產生自由基，難怪會有這麼一說：**長期發炎是癌症的致因。**

22牙齒病灶與有毒牙材：這是很多癌症患者所具有的通病，牙齒病灶屬感染類的問題，有毒牙材屬毒素類的問題，兩者皆會壓抑免疫系統、導致提早老化和發炎現象。德國以色斯醫師便以多年治療癌症的經驗提出「治療癌症病人得先從口腔問題開始」的結論，這在第二章會有更深入的介紹。以下有幾個乳癌的對比例子（使用假名），皆是我有參與治療過程的病患：

蘇珊是一位廚師，她不聽從建議除掉口腔病灶，而是用草藥膏敷乳癌，結果組織傷害過多，傷疤累累，最後賠了生命。娟娟得乳癌後又復發，經過徹底的牙齒整治，癌指數逐漸降低，迄今多年未再復發。寶玉一直無法根治乳癌，最後，她請牙醫師找出牙齒病灶與有毒牙材，果真在牙橋拆下後發現了大顆銀粉與蛀牙（感染），清除後病情改善不少。彬彬努力執行另類醫療，病情雖然穩定，腫瘤卻未在初步的牙齒整治後如預期縮小；回去審慎檢查後，果然發現還有感染，一經清除，連腳部水腫也迅速消退。

23神經干擾場：主要來自疤痕，許多疤痕會切斷經絡行走，久而久之，便造成該經絡迴路系統的衰弱。

這是美國迪區・克林哈特醫師暨博士在平衡自律神經首先強調的，該知識源自於德國的神經注射療法。此法以短效麻醉劑注射傷疤來恢復細胞正常的電位差，有時在數秒間就能產生療效。**德國所有醫學大學皆有教授此課程**，卻不見容於美國正統醫學，只有原籍德國的克林哈特醫師有在美國教授此課程。

24排毒管道受阻：這種情況會囤積毒素，導致禍害也就是很理所當然的事啦！許多西醫一直強調，人體能自然排毒，無需做排毒，這就好像在說你家的垃圾會自然清除掉，不用打掃一樣，根本是無稽之談。事實上，就算每天倒垃圾（猶如身體的排便與排

風險因子勾選總表

	1.長期電磁波暴露		16.熬夜（值夜班）
	2.地磁壓力		17.腸毒與消化道受損
	3.病屋症候群		18.飲食不當與營養缺失
	4.游離性輻射		19.甲狀腺低下
	5.核子輻射		20.長期感染（慢性發炎）
	6.有機磷農藥與殺蟲劑		21.自由基暴露
	7.工業汙染毒素		22.牙齒病灶與有毒牙材
	8.水源汙染		23.神經干擾場（傷疤）
	9.氯（氟）化水		24.排毒管道受阻（便祕）
	10.抽菸與咀嚼菸草		25.細胞缺氧
	11.荷爾蒙療法		26.癌基因
	12.過度日曬		27.遺傳易感性
	13.服用免疫壓抑藥物		28.長期壓力
	14.食品添加物		29.有毒情緒或創傷
	15.食品黴菌毒素		30.病蘊

尿），家中還是會因為塵埃以及人體掉落的皮毛屑而逐漸變髒（累積毒素），這也就是適當斷食與排毒後，會讓人感覺清爽的原因。

25細胞缺氧：癌細胞喜歡缺氧環境，得過兩次諾貝爾獎的德國籍醫師奧圖・瓦伯格（Otto Warburg）發現，癌細胞喜好以無氧糖代謝的方式獲得能量，與一般正常細胞的有氧代謝截然不同，有些療法便是針對此特性著手——例如高壓氧。美西執業的自然醫學醫師薩伊・羅坦溪（Zayd Ratansi）在經過多年謹慎臨床實驗後說，高壓氧治療確實對癌症病人有所幫助，也去除了理論上「氧氣會助長發炎，因而助長癌細胞生長」的餘慮。

進一步了解

安潔莉娜・裘莉的割乳效應

我的學生金海姆對美國整合醫學醫師做了一份問卷調查，統計他們最常使用的前十五項檢測法，包括：子宮抹片（Pap Smear/PAPNET testing）、血液癌症指標檢測、電腦化溫度顯影檢測、癌症（代謝）指數檢測、乳房X光攝影術、抗惡性標記抗體的篩檢（Anti-Malignan Antibody Screen–AMAS）、活血（一滴血）檢測、大腸攝影術、潛血試劑測試Hemoccult Test–Guaiac（2.4）、基因檢測、完整血液指數檢測、良導絡檢測、血液儲鐵蛋白濃度、生物體質評估（Biological Terrain Assessment）與C–反應蛋白（C Reactive Protein）。

好萊塢影星安潔莉娜・裘莉的割乳效應，掀起人們對癌症基因的關注，臺灣每年新增的乳癌患者有八千多人，其中有一成到一成半是遺傳性乳癌，這八百到一千兩百多人比較容易罹癌，因為BRCA1與BRCA2基因的突變，會讓帶因者在七十歲前罹患乳癌。不過，從數據上來看，臺灣三、四十歲年輕婦女的罹癌鮮少來自於基因變異，即使是遺傳性的乳癌病患，也可能拖到六、七十歲才病發，更不用說**絕大多數乳癌患者都不是遺傳性的**。

對乳癌病患而言，比較重要的其實是：避免後天環境致癌（風險）因素。

死水招蚊蠅，並不是蚊蠅的出現導致了死水的生成，那麼，為什麼不能說是體質不良才導致病原體出現，而老是只關注病原體致使體質衰弱呢？

事實上，有一派理論主張：細菌不是致病的原因，而是疾病（有病的體質）吸引菌源來消耗身體囤積的廢棄物，有如蚊蠅的卵變蛆之後，靠吃掉死水裡的菌源長大。流動的活水不會聚集蛆，帶菌源也少，人之所以會生病的真正原因其實是——體質的惡化。

基因變異並不代表我們一定會得某種病，而是**罹病的機率較大或發病時間提早**，例如我們體內有一個負責解毒的基因叫CYP1B1，CYP1B1有變異者的解毒功能差，對日常生活中的多環芳香烴、異環芳香烴等相關化學毒物無法有效排解，因此暴露在菸霧、廚房油煙、汽機車廢氣的濃度與頻率較高者，以及常吃燒烤食物，體內累積大量毒素者，得到肺癌、乳癌和前列腺癌的風險便會大大增加。

目前可以檢測出基因變異的癌症有：乳癌、卵巢癌、大腸直腸癌、前列腺癌、肺腺癌、血癌、胰臟癌、腎臟癌和視神經母細胞癌。

有罹患上述癌症的高風險者不需要活在恐懼中，只要顧好後天生活環境因素與自己的體質，罹癌的機率不會比一般人高。

26癌基因（oncogenes）：有多種基因被證實為原癌基因（proto-oncogenes），其中有一些負責細胞分裂，另一些則負責調控細胞死亡。這些基因的缺陷版（即「癌基因」）會導致細胞分裂失控，一旦細胞分裂失控，細胞增長便可在沒有「生長因子」的正常信號下進行。癌基因活動的關鍵特性是：只要一套突變就能導致細胞生長失控；腫瘤抑制基因則不同，必須兩套都同時出現缺陷，才會導致異常的細胞分裂。

目前所鑒定出來的原癌基因在細胞中具有許多不同的功能，儘管其正常功能不同，但若以突變（癌基因性）的形式存在，便都會導致細胞分裂失控。雖然這些突變蛋白質常保留著某些功能，但對體內原本的正常調控卻不再敏感。

與許多惡性腫瘤有關的癌基因如下：HER-2/neu（erbB-2，一種生長因子受體）、ras（一種信號傳遞分子）、myc（一種轉錄因子）、src（一種蛋白酪氨酸激酶〔kinase〕）、hTERT（一種與DNA複製相關的酶）、Bcl-2（一種阻止細胞凋亡的細胞膜相關蛋白）。

27遺傳易感性（genetic predisposition）：是指遺傳到罹病風險的基因因子，但不代表一定會病發。最近的研究已經分析出日本人有得肝癌的特殊遺傳基因，此特性在臺灣人與中國人也有。

28長期壓力：長期壓力也會造成免疫荷爾蒙神經系統失調，導致包括癌症在內的疾病隨之而生。

29有毒情緒或創傷：這可能是許多癌症醫師不會告訴你的致病原因，有研究發現，**罹癌者往往具有自我否定的個性。**個性來自信念，信念造就行為與情緒。負面情緒不僅使人呼吸淺，從而導致缺氧，還會壓抑免疫系統，所以往往也會提高罹癌風險。比負面情緒更強烈的則是創傷，癌症身心論者發現，罹癌者往往曾在一年內經歷到身、心、靈三方面上的重大創傷。

30病蘊：這是「順勢醫學」所使用、比較抽象的一種說法。病蘊與遺傳易感性不同，不必是遺傳基因性質的，可能因父母親或祖先有這種罹癌的能量，或是有因身體某部位衰弱而易罹癌的因素。舉例來說：祖先有肺結核，後代子孫雖然沒得病，但抗體檢測時往往呈陽性反應，表示可能容易有呼吸道的問題[2]。

這次新冠疫苗推行間，我已經得到好幾個癌症病患在接種疫苗後情況惡化的案例，也有無癌症病史出現癌症的。因為新冠疫苗的ｍＲＮＡ被發現有抑制細胞基因修復機制、抑制抑癌基因的虞慮，所以我把它增列為最新風險因子。關於致癌的風險因子，江守山醫師的著作《癌症，當然可以預防！》也有相關陳述，在此推薦給大家參考。

步驟3 進行額外的功能性檢測

另類醫學的重點，往往不在治療疾病本身，而在身心功能的恢復，因為這一領域的醫師相信：人體本身就有自癒力，只要提供身心復原的環境，就可以克服疾病——這是另類醫學與傳統西醫最大的不同處，西醫以壓抑或去除徵狀為主，在治療癌症上就是讓腫瘤消失，但癌症病人往往不是死於腫瘤，而是其他的因素或併發症。假如您已經下決心要走另類或整合醫學的治療途徑，「功能性醫學」是最好的入門點，不過健保不給付，得自己掏腰包。

簡而言之，功能性醫學就是檢測與修復身心功能的一門醫學派別。臺灣有愈來愈多的醫師轉而投入功能性醫學，因為疾病是多重因子引致的病態，往往不是幾顆西藥就能解決——你還要繼續讓身體變成藥劑的殺戮戰場嗎？

功能性醫學的檢測有底下幾種：

1 **消化道功能檢測：**完整的檢測包括三大方面——消化功能（包含胃酸、胰臟消化功能、肝膽膽汁分泌、小腸吸收等檢測）、腸道完整性（包含腸道免疫性與物理性屏障、小腸吸收〔通透性檢測、急慢性食物過敏問題〕），以及腸道菌叢失衡（菌叢問題、大腸功能、寄生蟲問題）。其中，尤以急慢性食物過敏與腸道菌叢失衡兩種檢測為必要。

2 **毒素與排毒功能檢測：**主要是身體重金屬負擔的檢測與肝腎排毒功能的衡量。重金屬會破壞身體的均衡機制、壓抑免疫系統，而且在過去一、兩百年內，金屬的開採與使用也使得愈來愈多重金屬進入環境，重金屬也因此成為環境毒素中增加量較多的種類之一。就算毒素濃度不高，一旦肝腎功能不好時，也可能變成致病因素。許多整合醫學醫師發現，**重金屬汙染是許多癌症患者的共通問題**，所以重金屬檢測也是必要的檢測項目。

3營養狀態檢測：檢測維持身心正常運作所需的維生素、礦物質、胺基酸和脂肪酸等項目，在療癒時，所需的營養素濃度可能要比一般無病時期來得高。

4氧化壓力與抗氧化功能：絕大多數的疾病與氧化壓力過高有關，此現象往往又源自於身體的抗氧化能力太低。

5荷爾蒙濃度：人體內各式各樣的荷爾蒙控制著細胞的功能，荷爾蒙太低或太高顯示身心產生了某種程度的失衡。

6基因檢測：一個是得癌基因的檢測，一生只做一次即可得知罹癌風險高低。另一個是治療過程中，多次抽血檢測癌細胞的DNA或mRNA存在與否，可用以追蹤療效。美國史丹福大學與英國劍橋大學的研究人員各自發展出快速又敏感的檢測法，可檢測出血液中癌細胞的突變基因，敏銳度可達每一萬顆正常細胞中檢出一顆癌細胞的程度，例如非小細胞肺癌與乳癌都可以。也有檢測方法是利用癌細胞的mRNA做檢測，財力負擔得起的人不妨探聽一下。

假如您不知從何開始檢測起，建議**可以從血清急慢性食物過敏原與頭髮重金屬檢測開始**：急慢性食物過敏原屬病從口入的毒素類別，食物可能就是您的毒素來源；重金屬是環境毒素的A咖之一，我在美國研究時發現，很多長期慢性病患者的頭髮都含有過量的重金屬毒。不過，究竟是毒素導致疾病，還是疾病導致重金屬毒排不掉？就不得而知了。唯一確定的是，排掉重金屬毒後，十之八九的病情都能大為改善。中壢的羅仕寬醫師根據其臨床經驗表示，重金屬的去除對於癌症病人是一大契機，非驗不可，但是很多人嫌要價昂貴且無健保給付而抗拒檢測。

步驟4 能量與心性檢測

坊間有醫師與非醫師提供能量與量子檢測，儀器種類很多。要注意的是，有時候影響檢測結果的不是儀器的好壞，而是操作者的功夫，所以，找個可靠的檢測師檢測就很重要了。因為您已經有前列的各項檢測結果，所以這一項檢測只是提供不同的角度來看您的身心問題，不需要過度闡釋數據。

經絡儀是最普遍的能量儀器，可供參考自己經絡運作的功能高低。假如要找出可能的致癌因子，我的建議是使用德國的MORA能量儀進行深入比對，而若要使用這種能量儀器，操作者的功夫好壞就很重要了，找個經驗豐富的醫師吧！

量子儀器則有好幾種，我的偏好是美國的ASYRA，三分鐘就能簡單檢測完畢，與操作者的功夫無關，但與闡釋及解讀的能力非常有關。此儀器可用來追蹤治療時的身心變化，檢測重點不是您體內有多少毒，而是確認哪些輔助療法有助於改善身心健康。臺灣大部分的能量醫生使用的是量子或超音波能量掃瞄儀器，這些儀器都可以提供很好的見地。

我也喜好運用肌力學（Appied Kinesiology）、O環共振測試，或我制定的深度肌力測試法找出原因。前頁是一張我製作的簡表，能將十幾頁的檢測報告濃縮於一張紙，注意事項則是防弊的方法。即使

ASYRA能量檢測結果　　姓名：　　日期：

檢測品項	有礙能量物	注意事項（或輔助療法）
食物過敏原 ※重度（75以上—發炎，25以下—抑制） ※中度（介於75～60—發炎，介於40～25—抑制） ※輕度（介於60～50—發炎，介於50～40—抑制）	小麥、牛奶與大多數食物過敏原之頻率範圍落在49.5～53.5 kHz之間	脫敏法*
環境過敏原	空氣汙染源（如塵螨） 隱形毒素（輻射與電磁場） 蟲叮咬 材料／衣料	改善居家環境**
消化問題或腸道生態平衡	口腔、食道、胃、肝膽、胰臟、小腸、大腸	
細胞組織問題		使用順勢醫學的組織鹽
環境與化學毒素 環境毒素、重金屬與人工合成物（防腐劑、色素、香料，頻率範圍落在7.6～13.5 kHz之間）	工業汙染 農業汙染 藥物汙染 食品汙染 化妝品與個人用品（經皮毒）	選擇排毒方法***
重金屬毒素	鉛、汞、鈀、鋁、砷、鎘、銻、鉍、鈹、鈷、鉻、鎳、鍶、鏽、鈦、鉈、金、銀、銅、錫、鋇	桑拿浴與黏土浴***
感染源	病毒、細菌、黴漿菌、萊姆菌、黴菌／酵母菌、寄生蟲、普里昂蛋白質（頻率範圍落在22～34 kHz之間）	溫熱療法（桑拿浴、藥澡）***
心性情緒		各式心性調整課程，以及海寧格家族系統排列
缺乏營養素		看醫師或營養師的處方
需補充營養素與補品		請教醫師或營養師

*參閱《跟著博士養生就對了》，**參閱《解毒高手》，***參閱《人體空間排毒》。

是主修毒理學的我也懶得管太多毒，毒有千千萬萬種，根本防不完，但排毒的主要管道就只有幾種，正視自己的排毒能力才是最好的療癒方式。

步驟5 了解你擁有的療癒選擇

了解病況後，現在介紹一些適合一般大眾閱讀的另類癌症療法好書，可參考底下數本：

- 帶津良一著的《癌症在家治療事典》。
- 《另類醫學：擴張醫學地平線》。
- 約翰・戴蒙（John Diamond）、李・考登（Lee Cowden）、柏頓・高伯格（Burton Goldberg）合寫的《癌症明確指引書》。
- 大衛・包格納（David Bognar）著的《癌症：增加你存活的機率》。
- 麥可・能那（Michael Lerner）著的《療癒的選擇》[3]。

較新的出版品則有：《德國的另類癌症療法》、《癌症明確指引書第二版》。泰・波靈鳩（Ty Bollinger）著的《癌症真相：走出正統框框》，他最近又出版十一集的光碟《關於癌症的真相》[4]，記錄其訪問的多位另類癌症療法專家，非常值得一看。

有關單一療法的介紹書則頗多，在此僅舉幾例：

- 討論布忍斯基醫師相關療法的《布忍斯基突破》。
- 伊曼紐・瑞維奇（E. Revici）醫師的《治好癌症的人》。
- 喬瑟夫・以色斯的《癌症大震撼！德國名醫要救你的高治癒率全身療法》。
- 以高胰島素與低化療藥合併的《胰島素化療》[5]。
- 以「老藥新用」為主題的《存活下癌症、新冠肺炎與疾病》[6]。

另外，有許多民間組織與網站提供病人的資訊和聯絡方式，像「癌症戰勝者與朋友的國際協會」（International Association for Cancer Victors and Friends）、「癌症控制學會」（Cancer Control Society）、「反癌症群眾」（People against Cancer）、「癌症指引」（Cancer Guide）和「癌症：增加你存活的機率」（Cancer: Increasing Your Odds for Survival）。在地組織與另類癌症療法支持者形成一個資訊與教育網，專門提供病人幫助，他們的努力有的出自於個人的興趣、病人的需求和其他理由，在在助長癌症病人持續運用另類療法。反過來，病人使用療法的好壞也會回饋報告給這些組織，讓若干療法的療效得以做些辨識——這種癌症醫學裡的次文化值得人們更多的關注。

從這個癌症醫學的次文化收集到的資訊指出：另類癌症領域裡有許多選擇，包括藥理性、生物性／

免疫性、草本的、食療與營養的、生物電磁能的，以及另類醫療系統（像順勢醫學、中醫和梵醫）等多類的治療。同時，也有更多的輔助療法供舒緩病徵使用。所以，被診斷出有癌症的病人應當了解，要逆轉癌症是很有希望的。

從醫學與歷史觀點來看，唯一能解決另類癌症療法免於受迫害的理想政策是——提供經費讓一個獨立研究機構執行公平的臨床實驗，然後追蹤正統療法與另類療法對同一癌症的長期治癒率，成效好者持續提供研究經費以改良療法，成效差者則刪減研究經費，甚至廢除——這就像利用兩黨政治競爭的模式，來改善癌症、甚至所有疾病的醫療成效。我們期待將來有雲端軟體可以幫助醫師和病人儲存並追蹤治療成效，其所收集的大量臨床數據將可望取代昂貴雙盲實驗的缺失。

1 以上三點之詳情，請閱讀拙作《解毒高手》。

2 在臺灣的讀者若想了解順勢醫學，「臺灣順勢醫學會」是第一個由接受過順勢醫學訓練與認證的西醫師所組成的專業學會。

3 《另類醫學：擴張醫學地平線》*Alternative Medicine: Expanding the Medical Horizons*，《癌症明確指引書》*Definitive Guide to Cancer*，《癌症：增加你的存活機率》*Cancer: Increasing Your Odds for Survival*，《療癒的選擇》*Choices in Healing*.

4 《德國的另類癌症療法》*German Cancer Therapies*，《癌症明確指引書第二版》*Definitive Guide to Cancer 2nd Edition*，《癌症真相：走出正統框框》*Cancen Truth: Step Outside the Box*，《關於癌症的真相》*Truth about cancer*.

5 《布忍斯基突破》*Burzynski Break Through*，《治好癌症的人》*The Man Who Cures Cancer*，《胰島素化療》*Insulin Potentiation Therapy*。

6 《存活下癌症、新冠肺炎與疾病》*Surviving Cancer, COVID-19 & Disease: The Repurposed Durg Revolution*.

2 恢復健康從牙齒開始

找願意配合的牙醫師做專業評估與提供治療建議

歐洲的（生物）醫學傳統比其他國家強，在處理慢性病方面也比美國醫學強多了！早在二十世紀初，美國醫師就視德國醫學為馬首，一定要到德國習醫才能出類拔萃。

整合性或全方位的癌症治療，除了馬克斯・葛森（Max Gerson）因到美國行醫而廣為人知以外，歐洲癌症生物醫學祖師爺非喬瑟夫・以色斯醫師莫屬了！

致命的口腔病灶

以色斯醫師從一九五〇年代中期開始，就已經在德國開設專治癌症的醫院，多年累積的臨床經驗和研究，全都記載在《癌症大震撼！德國名醫要救你的高治癒率全身療法》這本經典之作中，歐美追求整體性癌症治療的醫師大多脫不了他設立的範疇，其中最最重要的一點，就是**將口腔病灶徹底清除乾淨**。

進一步了解

什麼是病灶？

「病灶」一詞被廣義地用來描述一個長期、異常的結締組織的局部改變，這個變化能在它周遭以外之處產生無數的遠距副作用，因此會與局部以及全身的防禦系統持續產生衝突。不過，以色斯醫師也狹義地定義了它——特別是那些有關牙齒和扁桃腺的病灶，因為它們是所有病灶中最致命的。

病灶感染理論支持底下的論點：感染的牙齒、扁桃腺、扁桃腺懸垂、鼻竇和其他感染部位皆有細菌，這些細菌能遊走到另一個腺體、器官或組織，再設立一個新的感染區。感染身體一個部位的細菌移到另一個部位的過程稱為「病灶感染」，而病灶感染被認為與全身性的病變息息相關，因此必須盡力去除。

人體的頸部具有許多的肌肉及幾條主要的大血管，這些肌肉血管的外面都有一層結締組織包覆著，結締組織之間又形成一些潛藏的空間，有的彼此相連，範圍起自顱底部（頭頸後上端凹陷處），深到橫膈（胸腔與腹腔交接處），再一直延伸到尾椎骨。

由於頸部的間隙空間互有相通，而且和縱膈腔、心包膜都可能相連，所以深頸感染的致死率相當高。學者莫朽（H. Mosher）就指出，頸動脈間隙是引領感染通往胸部縱膈膜的最佳通路，有如美國的第一條縱貫公路——林肯高速公路。深頸部感染會很快速地擴散，一旦擴散至胸部縱膈腔，死亡率將超過五〇％。深頸部感染的誘發原因，在成人中以「齒源性」感染為主因。由此可以看出，以色斯醫師是非常卓越的臨床醫師，亦是觀察力敏銳的科學家。

以色斯醫師是整合性癌症醫學的開宗祖師，引領風騷早於美國整合牙醫與醫學達二、三十年之久。今天有一些著名的歐美生物醫師專門治療癌症及其他疑難雜症，都是遵循以色斯醫師發展出的治療方案或架構，如瑞士的湯姆斯・拉烏（Thomas Rau）醫師、美國西雅圖的迪區・克林哈特醫師、鳳凰城的羅伯・濟夫醫師（Robert Zieve）、亞特蘭大的雷特・伯壯醫師（Rhett Bergeron）……

雖然以色斯醫師以扁桃腺與齒源性感染為關注的口腔重點，但有毒牙材也是他檢視癌症病人的醫療項目。使用不當有毒牙材，與口腔的任何感染所產生的毒素一樣，都會通過淋巴系統在口腔的入口——扁桃腺。質變的扁桃腺會一直釋放壓抑免疫系統的毒素，並經過淋巴系統毒害全身，這是一個一定要正視的醫學現象。

筆者有幸於一九九七年美國勞工節時認識以色斯醫生，並與他同車回南加州住處，再一同搭車前往充滿另類診所的墨西哥提瓦那市，在當地的CHIPSA醫院與他會診幾個長期慢性病患——大多數是癌症病人。以色斯醫師於一九九八年過世，享年九十一歲，他的醫療遺產應多在臺灣與亞洲等對其整合性醫學認知甚少之地區宣揚，造福病人。

我回臺灣後，便一直想找能配合手術的耳鼻喉科醫師，卻始終無緣。雖然有此缺憾，但是至少有些牙醫師已經能配合清除口腔絕大多數的病變與有毒牙材，再配合其他口腔保健方法就能補拙，控制扁桃腺的毒性問題。對扁桃腺衍生健康問題有獨到見解的李平醫師若能投入病灶清除的行列，將是癌症病人的一大福氣。

癌症啟示錄

以色斯醫師意外發現「口腔病灶」

一九五三年時，以色斯醫師意外發現口腔感染與癌症及其他病症有相關性。有一名求醫於他的末期癌症女病人扁桃腺剛好發炎，由於病人過去經常有扁桃腺發炎的現象，外科出身的以色斯大夫依慣例切除了她的扁桃腺。切除後，病人的傷風性關節炎首先好轉，疼痛減輕了很多，之後一系列的好轉現象更是相繼出現：一般毒性徵狀不見了、病變性的高心跳率也在減低後不久完全正常化，腫瘤先是變小，不久後就完全消失了。

聰明的以色斯醫師馬上為一些有扁桃腺及心跳過高問題的長期慢性病人安排手術，切除扁桃腺，他們的病情也都出現了明顯的改善。累積幾年的經驗後，他行醫時都規定，找他治療的慢性病人要簽切除扁桃腺的同意切結書。

我聽他演講時，也聽他提及自己為了避免手術這個終極手段，曾花了好幾年的時間，非常努力地嘗試各式各樣的療法來拯救扁桃腺，無奈扁桃腺的切除仍是無可避免的結局。

以色斯醫師曾發現，許多療效不佳的癌症病人都有很高的心跳率，這些病人中，甚至有高達四〇%的人在癌症沒殺死他們前就先死於心臟病，但在強制性執行扁桃腺切除後，該死亡率卻降到五%。他認為，這個臨床成果充分證明了**扁桃腺的毒素是造成心肌死亡的主因**，如今這個臨床觀察已可由深頸部感染得到合理解釋。

再順著「扁桃腺發炎可以影響全身疾病」的思路，以色斯醫生也觀察到，口腔中的牙齒毒性與長期慢性病也有直接關聯。

產生牙齒毒性的來源包括各式各樣的牙齒病灶，比如牙周病、曾做過根管治療、死掉的牙齒、蛀牙、齒槽骨空穴感染和任何隱藏的感染。

以色斯的診所曾做過一次統計調查，發現九八%的成人癌症患者來求醫時，通常有二至十顆不等的「死牙齒」。每一顆死掉的牙齒都是**製造毒素的大工廠**，更恐怖的是那些隱藏而未被測到的感染，特別是拔牙後殘留的齒槽骨空穴感染。

不過，有個人比以色斯醫師更早發現，九〇%以上的病灶感染肇始於牙齒和扁桃腺，那就是法蘭克・比令斯博士（Frank Billings），他是芝加哥大學醫學系主任和教授，同時也是教授團團長。除此之外，發明經絡儀的宗師溥爾醫師（Reinhold Voll）認為，將近八成的疾病完全或部分與口腔問題有關，他多年觀察的臨床結果也與以色斯的經驗不謀而合。

好轉案例

麗莎經由能量儀檢測出罹患了子宮頸癌，經切片確認腫瘤有十幾公分大。在決定做另類治療後，麗莎首先清除了補牙銀粉，繼而拔掉有害的智齒；一個月後，能量檢測的腫瘤便由惡性轉為良性，而在努力排毒一個月後，能量儀已測不到腫瘤，只是重金屬汙染仍然非常高，於是她持續排重金屬，兩年後身體始終保持健康，無復發跡象，於是她決定拔掉殘存的三顆根管牙齒，以一勞永逸，結果拔除的隔天便疲憊到下不了床。

麗莎在經過一陣子努力排毒後，迄今十幾年依然健康，毫無癌症復發跡象。

二〇一四年，中華民國能量醫學學會主辦的第二屆亞太實證醫學的學術研討會上，龍霖牙醫師與羅仕寬醫師發表論文，討論醫牙合作的癌症治療案例，獲得現場醫師們熱烈的回響。

他們的合作案例，是展現了「牙齒整治讓癌症醫師可以更容易獲取正面療效」的最佳實例。

步驟1 找到願意配合的牙醫師

首先拍一張環口X光片，顯現所有的牙齒問題（至於扁桃腺問題，請回顧一下自己是否經常喉嚨痛、無法講出內心的話——壓抑退化，或是講話經常很衝——煽動發炎），再請牙醫師根據下面的表1記下您的牙齒問題和治療的建議。

表1. 牙醫全口重建專業評估報告*

關照議題	牙醫師檢測結果	牙醫師建議	
蛀牙	問題狀況	整治建議	預防保健
生物不相容性牙材	銀粉／汞齊 鎳鉻合金 其他賤金屬 其他材質 口腔電位差檢測		
牙周病	問題狀況	整治建議	
根管治療齒	問題狀況	整治建議	
齒槽骨空穴感染	問題狀況	整治建議	
咬合問題	問題狀況	整治建議	
其他（植牙）	問題狀況	整治建議	
牙齒與經絡的關聯性			
居家治療		油漱口、高克痢漱口	

*進一步文字資料請閱讀拙作《健康從齒開始》，視聽資料請聯繫有安全除汞設備的牙醫師，他們有《健康從齒開始》學術研討會影帶以及汞齊與根管牙齒危害的紀錄片。

由於牙醫受訓的背景不同，治療方法與價差常有很大的出入，不妨多問一、兩個醫師的意見。

步驟2 除汞前的居家治療

我們的口腔不只窩藏細菌，還有病毒、真菌與原生動物。嘴巴的細菌可分為存於唾液的浮游菌，以及嘴巴表面（包括牙齒與舌頭）的生物薄膜，其中以厭氧菌對身心影響最劇，產生的酵素與毒素會破壞牙齦，引起發炎、出血與血凝，甚至中風。

米漢博士（Roberta Meehan）在課堂上常將新生兒與狗狗口腔的菌數拿來做對比，狗狗因為唾液中有殺菌抗體，口腔比人類乾淨多了！牙籤剃出的一塊牙垢（或牙菌斑）可能藏有一千萬至一億的菌量。所以，執行油漱法吧！

口腔毒素主要分為油溶性毒與水溶性毒，以油漱口能幫助排除前者，而高克痢是含黏土的止瀉藥，黏土能吸附帶正電的重金屬離子與帶正電的其他毒素。

口腔毒素多但勤漱口者在一個禮拜內往往會發現頭腦變清楚了，這是我透過教學所得到、屢試不爽的回饋事實[1]。

假如牙齒補過很多金屬牙材，特別是所謂的銀粉（汞齊），就會有長期汞中毒的負擔。綠藻（而非營養較完整的藍藻）中含有的成分會專一的螯合汞，所以**進行除汞治療前**要先服用綠藻，**除完後**更要服用更大量的綠藻，以排出身體殘留的重金屬。

表2. 全臺有安全除汞設備的牙醫診所

地區	診所	牙醫師	電話	地址
北部	明日美牙醫診所	張瀞云等	02-27318833	臺北市大安區忠孝東路4段210號5樓
	德軒津牙醫診所	龍霖	02-87515050	臺北市內湖區瑞光路358巷30弄2號1樓
	磐石牙醫診所	石淦生	02-27059402	臺北市復興南路二段283號8樓
	典華牙醫診所	鍾芝華	02-23073666	臺北市萬華區東園路39號
	德音牙醫診所	吳子宏	02-22911284	新北市五股區城泰路一段149號
	名揚牙醫診所	陳慶星	03-4947101	桃園市中壢區中正路338號1-2樓
	達美牙醫診所	林芝瑜	03-2200088	桃園市桃園區中平路95號2樓
	麗緻牙醫診所	陳亦成	03-6685333	新竹縣竹北市文興路二段27號
中部	光流牙醫診所	黃汝萍等	04-22582056	臺中市西屯區政和路152號
	尚禾牙醫診所	陳立山	04-22871881	臺中市南區建成路1846號2樓
	福音牙醫診所	吳統芳	04-24372255	臺中市北屯區軍功路一段633號
	楊健群牙醫診所	楊健群	04-7273839	彰化市三民路399號
	圓恆牙醫診所	徐子恆	05-5974801	雲林縣斗南鎮南昌路7號
南部	樂菩牙醫診所	朱沿清	06-2755221	臺南市東區長榮路三段20號1-2樓
	樸石牙醫診所	王毓鈞	06-2350999	臺南市東區東門路二段365巷17號1樓
	巨樺牙醫診所	蔡鎮安等	07-8229928	高雄市鳳山區五甲二路536號1-2樓
	德安牙醫診所	吳金佩等	07-7686088	高雄市鳳山區五甲二路366號
	藝豐牙醫診所	李錦陽等	07-556-5578	高雄市左營區至聖路314號（博愛路口）
	華美牙醫診所	黃志偉等	07-5549595	高雄市左營區華夏路257號
	徐牙醫診所	徐滿祥等	07-6834382	高雄市美濃區中正路二段765號
	天成牙醫診所	蘇雷拯等	08-8685519	屏東縣新園鄉仙吉村仙吉路88號

此外，香菜萃取液也有排汞的功能，在蘇俄進行的人體臨床實驗發現，香菜與綠藻的萃取液（HMD），能幫助冶金工人從尿液顯著排出鉛、汞、鎘、砷、鋁和鈾等重金屬。美國整合醫學排汞毒有一定次序，先用綠藻做初期細胞間隙的汞排毒，再以HMD做後段深層細胞內的排毒。

重金屬藥物螯合的治療部分屬醫療行為，得找配合的醫師進行，在臺灣通常只有少數的整合醫學醫師——特別是布萊德聯盟的成員醫師——才會做此治療，西醫不承認此問題的普遍存在，只有顯著的急性汞中毒案例才會由毒物科醫生以螯合劑進行治療。

進一步了解

抽掉神經的牙齒是活的？還是死的？

最嚴重的牙齒病灶就是根管治療。奧地利的科學家已證實，牙齒內外有非常活躍的新陳代謝交換，這種雙向的過程會在數以千計的微細管道中進行。雖然正中間垂直的根管可能封住，但其分枝及微細管道**封不住**，有些蛋白質會殘留其中，若被微生物利用，便會轉化成有毒的代謝物。

一九六〇年，梅爾（W. Meyer of Goettingen）證實死掉的牙齒之根管及微血管內藏有大量的微生物菌落。這些微生物產生的毒素因主根管的封閉無法排入嘴巴，轉而由未封住的根管分枝及微細管排入齒槽骨的骨髓，由骨髓再運送到扁桃腺，然後由淋巴系統流散到全身。為了保存牙齒而進行根管治療，會把牙齒轉變成製造毒素的工廠。

基於上述理由，對堅持「根管牙齒沒有安全問題」的牙醫師，癌症病人應該要避而遠之，才是上策！

步驟3 開始口腔治療

若同時有齒源性感染與有毒牙材的問題，通常會從移除汞齊開始，因為移除時多少會吸到汞蒸氣，所以一定要有保護設施——臺灣已有牙醫診所引進了除汞設備。要注意的是，汞負擔嚴重者還要找醫師配合，在整牙當天進行高劑量維生素C療法。除汞時，有些汞蒸氣也會從口腔吸收，若除汞前先做了齒源性感染的處理，恐怕清創過的傷口會在除汞時受到汙染，所以才有「先除汞再除感染」的先後次序。

移除銀粉的幾個注意事項：

- 從釋放汞蒸氣最大量處開始（通常可由電位儀測出，若無，根據實驗通常是從上顎銀粉與銀粉有接觸到其他金屬者——特別是黃金——優先清除）。
- 除汞的日子若超過一次，**間隔的天數不能是七的倍數。**因為除汞時免疫系統會受到壓抑，白血球量會下降，而白血球的生長週期是七天，一週後再去除汞剛好碰上新的生長週期，免疫系統將受到壓制。
- 清除金屬牙套或其他金屬牙材時要注意，賤金屬如鎳、鉻、鎘、鈷和銅過量也會壓抑免疫系統。有些牙套包覆有未被完全清除掉的銀粉，從X光片上看不出來，只有牙套拆除時才能確認。
- 治療任何牙齒感染時，從輕微的蛀牙與牙周病，到隱伏的根管牙齒與齒槽骨空穴感染都需治療。
- 清除病灶的過程中最好能找有此認知的醫師做預防治療，有的醫師會配合用天然的抗生素做治療。不然的話，癌症有擴散的風險，這點很重要，要正視！

正確找出感染牙齒的方法有幾種：

- 以色斯醫師利用遠紅外線偵測器來測發炎反應。任何發炎性的病灶在相關的皮膚表面均會釋放出病理性的增溫，愈活躍的病灶，產生的溫度愈高，而且**頭部病灶的增溫與腫瘤部位的增溫有著緊密的關聯**。牙齒病灶的治療若有造成腫瘤區域的降溫，就必須把這顆死牙齒或嚴重感染牙拔掉，已拔牙者則要清創牙床的隱伏感染。
- 臺灣漢唐光電事業製造的紅外線熱影像測溫系統可以輕易找出臉上皮膚增溫的部分，進而找出身體同側下游的增溫部分。
- 經絡儀或類似MORA這種精密的能量儀器也可以挑出有病灶的牙齒，大大改善傳統診斷的準確度。

癌症啟示錄

以色斯醫師的治癌成功祕訣

德國以色斯醫師的全身癌症療法是一種系統治療方法，包括「基本致因療法」與「特定腫瘤療法」的合併使用。雖然大家認為以特定腫瘤療法去除癌症腫瘤本身才是最為重要的，但基本致因療法才是以色斯醫師強調的！

基本致因療法的目的是重新活化宿主（患者）的自然防禦，此療法必須與疾病的病理發展相符，為每位病人量身訂做。基本致因療法的目標有三：

一、去除所有已知的致因，例如牙齒與扁桃腺病灶、神經干擾場、不正常腸道菌叢、錯誤飲食、外在化學與物理毒素和心理壓力。

二、治療衍生的次級傷害。

三、改善被腫瘤降低的宿主抵抗力（第二、三項療法也是為了恢復器官和組織的正常功能）。

以下是以色斯醫師治療癌症成功的幾個祕訣：

一、去除牙齒和扁桃腺的病灶。

二、以色斯療法中成功且迄今依然屹立不衰的，是以神經療法去除神經干擾場與病灶衍生的次級或下游損傷。神經療法不僅能去除有病組織與細胞的不正常電位差，也會把相關聯的下游遠方病灶一併去除——當然，主要病灶一定要同時或先以手術或其他療法治療。

三、努力減輕病人對致因的敏感性：利用由牙齒和扁桃腺萃取物做成的自體疫苗，注射到病人身上刺激其免疫系統。國內目前無引進此療法，可用自律神經平衡法脫敏取代注射。

此外，大腸桿菌做成的疫苗和脾臟萃取物的注射亦是治療重點，更多詳細內容請參閱以色斯醫師的經典作——《癌症大震撼！德國醫師要救你的高治癒率全身療法》。

1 請參閱《油漱療法的奇蹟》。

3 實踐葛森療法找回自癒力

大量蔬果營養沖洗腎臟，咖啡灌腸減輕肝臟排毒的負擔

葛森療法在日本很早就被採用了，臺灣並無醫師正式採用，直到有關葛森療法的書籍——《救命聖經．葛森療法》在臺灣出版[1]，才有醫師及相關專業人員相繼表示對此療法的興趣，甚至也有醫師自行採用於自身的癌症治療上。

國內的普及現況

臺灣的「葛森實驗室」是一個透過網路經營的臉書社群，自二〇一三年三月開始經營以後，每個月吸引數百名、甚至千名會員加入，會員累積至今已超過五萬人。此外，許多日本醫師採納所謂的改良式葛森療法，也經由著作的翻譯而引介到臺灣，甚至也有連鎖有機商店引介布魯士蔬果斷食療法並推銷大量瓶裝蔬果汁，這些現象也解釋了葛森療法與類似食療法自有其公共衛生需求。

癌症啟示錄

葛森醫師一絲不苟的研究精神

馬克斯・葛森（一八八一～一九五九）是受德國醫學教育出身的，十九世紀末和二十世紀初的美國人認為德國醫學教育比自己優越，有經濟能力者就會跑到德國加強醫學訓練。

葛森一九〇九年畢業於福萊伯格大學，他吸收了最新的科學醫學知識，特別是前幾世紀才融入西方醫學的細菌學。畢業後，葛森與德國內科、生理化學和神經科的權威一起行醫，然而就歷史紀錄無法證實他在德國的醫學教育是否包括了食療法 [1]。

葛森療法是日本長壽飲食療法（Macrobiotic）發明前，最為人知的癌症營養療法。葛森是學者中的學者、臨床現象觀察的佼佼者，許多人往往認為葛森療法與許多營養療法相似，其實並非如此，長壽飲食療法推薦的幾乎是全熟食，且鹽分偏高，也包含了其他食療法推薦的大量堅果與種子（此點與葛森相悖）；此外也有強調食物酸鹼平衡的食療法，著名的安・葳摩爾（Ann Wigmore）飲食則推薦生食。

葛森醫生在一九一九年於比爾菲德設立內科與神經科診所，當時的他已經發展出治療偏頭痛的有效食療法。偏頭痛自醫學院時期就常讓他無法工作行事，即使是他的醫學同儕也拿該病無對策，為了解決困境，他嘗試進行食療，最後發展出能讓自己不為偏頭痛所苦的療法 [1]。

一九二〇年，當他用他的無鹽蔬食療法治療偏頭痛病人時，發現竟對尋常性狼瘡有效，這是皮膚的結核病，在當時可說是無可救藥，後來發現此療法運用於治療關節炎也有效果 [1]。

在十九世紀末，細菌學的發現造成疾病特定致因理論與療法的盛行，在這種學術環境下，葛森醫師對自己只使用一種食療法來治療非常不同性質的疾病甚為不安，但臨床證據卻是最具優越性的。於是，他決定遵循著名的醫療格言：「病床上的結果才具決定性。」研究過程中，只要能在臨床上獲得足以證明其假設的成功結果，他就堅持下去。

葛森治療尋常性狼瘡的成功，讓他在一九二四年受到著名的胸腔外科醫生賀丁南．紹爾布拉契（Ferdinand Sauerbruch）的邀請，前往巴法利亞地方政府在慕尼黑大學所設立、特別專治狼瘡症的診所。

根據紹爾布拉契的自傳，在發現並禁止病人家屬於午後暗中偷渡香腸、乳凝和啤酒給病人後，四百五十名病人中有高達四百四十六名康復了。這個葛森—紹爾布拉契—賀門斯多夫食療法在德國被廣泛採用，後來也用於治療肺部的肺結核，此療法也成為葛森在一九三四年出版他第一本著作的題材[1]。

由於葛森是普魯士政府任命的州際健康委員會會員，他獲得很大的實驗室支持來進行肺結核食療法的臨床實驗，所以除了一般生理數據外，病人礦物質代謝的微小起伏改變與食物的化學成分都留有追蹤的數據。此外，當時他也幫普魯士政府回復許多德國主要都市附近的土壤農產力，並從這些經驗獲知：現代農業耕作方法常消耗掉土壤養分，讓食物缺乏自然的礦物質與維生素濃度，且增加了鈉含量。此後，他開始將土壤如何滋養人類食物的作用稱為「外在代謝」[2]。

一名女病患的堅持

一九二八年，葛森首次將他的食療法運用到癌症上——而且還是病人堅持的。這位女病患有黃疸、高燒和肝轉移癌塊，她之前做的膽管癌症手術並未成功。葛森在病人簽署同意不會讓他承擔後果的情況下，不太情願的答應治療。該病人要求葛森對她大聲念誦一本長達一千兩百頁的民俗醫學書籍中的某個章節，章名叫「癌症的療癒」，從此，葛森獲知了希波克拉底為癌症病人特別準備的湯——也是葛森癌症食療法的一部分。該書由三名教員和一名醫師合編，四人當時都不行醫。

六個月後，這位癌症病人完全康復了，這個結果令葛森相當驚訝。在很短的時間內，兩名無法以手術切除腫瘤的胃癌病人在第一位病人的介紹下前來，也獲得了一樣的良好結果[1]。

希特勒興起後，葛森在維也納待了一陣子，但他當時治療的七個癌症病人皆未從食療法中獲益，爾後回想，他將原因歸咎於在維也納工作的療養所內沒有適當的食物供給。一九三五到一九三六年間，葛森住在巴黎，著手治療的七名案例中，有三名獲得了食療成效，激勵他在移民美國後繼續循此發展癌症食療法。

一九三八年，葛森終於抵達美國。

葛森醫師的治癌信念

為了讓讀者更了解葛森療法治療癌症的理論基礎及治療方法，我整合多方資料來分析此療法，詳列如下：

最好的療癒是自癒

從病床旁的經驗與閱讀研究論文，葛森逐漸對退化性疾病的一元論有所了解，也對醫學歷史上最普遍的觀念——大自然的療癒力量，同時也是自然醫學遵循的第一宗旨——有所體認。他把來自各方的最新研究與理論整合成所謂的「內在醫師」，也就是我們今天所說的免疫力——自然抵抗疾病的力量[2]，這個理念普遍存於傳統民族醫學、自然醫學與順勢醫學中。因此，我們可以說：葛森醫師是一位自學的現代自然醫學醫師。

癌症是代謝問題

葛森能讀數種語言，始終追尋著癌症與食療上的科學根據。他比較同意的觀點是：容易罹癌的原因在於生理現象，而非局部刺激的結果。

另外，有一派學說較支持體質和體質特異性的說法，但葛森仍然認為癌症是代謝上的問題，這也是他的療法不足之處。

他的書中有一整章提到以飲食來改變代謝的研究，特別是德國科學家的研究。他對奧圖・瓦伯格的「腫瘤代謝」、凡・伯格曼（van Berger）的「功能性病理」以及費瑞克・荷夫曼（Frederick Hoffman）的鉅著《癌症與飲食》（Cancer and Diet）特別鍾愛[1]。

葛森療法必修課

葛森整體療法相當複雜，表1列舉一整天要進行的各個療法，底下則對其特色做詳盡的分析。

表1. 葛森蔬果汁酵素食療法每日作息*

		灌腸	用餐	亞麻仁油	Acidol	果汁	鉀化合物溶液	魯格爾試劑	甲狀腺激素	菸鹼酸	胰酵素	肝臟粗萃取物
上午	6:00	咖啡										
	8:00		早餐		2顆	柳橙	4茶匙	3滴	1 gr.	50毫克	3錠	
	9:00					葉菜	4茶匙	—				
	9:30					胡蘿蔔蘋果	4茶匙	3滴				
	10:00	咖啡				胡蘿蔔蘋果	4茶匙	3滴	1 gr.	50毫克		
	11:00					胡蘿蔔						2
	12:00					葉菜	4茶匙					
下午	1:00		午餐	1湯匙	2顆	胡蘿蔔蘋果	4茶匙	3滴	1 gr.	50毫克	3錠	
	2:00	咖啡				葉菜	4茶匙					
	3:00					胡蘿蔔						2
	4:00					胡蘿蔔	勿用					2
	5:00					胡蘿蔔蘋果	4茶匙	3滴	1 gr.	50毫克	3錠	
	6:00	咖啡				葉菜	4茶匙					
	7:00		晚餐	1湯匙	2顆	胡蘿蔔蘋果	4茶匙	3滴	1 gr.	50毫克	3錠	
	10:00	咖啡										

*摘自《救命聖經．葛森療法》：所需材料包括咖啡與灌腸用具、口服與肛門注入蓖麻籽油（隔天才實行）、有機亞麻仁籽油、蔬果汁（240c.c./杯）與榨汁機器、Acidol（鹽酸與胃蛋白酶）、胰臟酵素、菸鹼酸（維生素B_3）、肝萃取物、碘劑。

**蓖麻油灌腸：若有需要，經由葛森療法醫師排定，每兩天實施一次。上午十點喝下兩湯匙的蓖麻油與一杯加紅糖的黑咖啡，後者刺激胃蠕動、加速蓖麻油從胃淨空，五小時後做蓖麻油灌腸，將溫水（或咖啡液）與肥皂混合，加三、四湯匙蓖麻油混合至乳狀，如用溫水則要加三十滴咖啡因滴劑，最後加一茶匙脫脂牛膽粉。

***魯格爾試劑的製作方式如下：把5公克的碘元素與10公克的碘化鉀跟85c.c.的蒸餾水混合，碘化鉀讓元素碘溶解於水——勿把此劑與一般的碘酒混淆，碘酒是元素碘融於酒精，魯格爾試劑不含酒精。1829年法國醫師J.G.A. Lugol首先發明此劑，因此以他命名。例行用途是消毒與殺菌，以及緊急消毒飲用水，也是實驗室與醫療上檢測澱粉存不存在的試劑，牙醫師有時用來檢查病人刷牙徹不徹底（從牙齒上殘留澱粉可證明）。此劑用只含碘化鉀的溶液，沒有比較毒的碘元素。

救命的食療法

當然，葛森療法不是只有喝蔬果汁與做咖啡灌腸而已！

高鉀低鈉飲食

葛森的理論與實踐是：癌症患者身體的鈉／鉀不平衡，此平衡因現代飲食而受破壞，所以他使用了大量低鹽、高鉀、高維生素A和C，以及具有氧化力的酵素食物來回復平衡。

葛森的病人往往是**被傳統西醫放棄、宣告治療無效**後，才來找他的癌末病患，在治病的前四到六週，葛森會排除病人飲食中的油脂和乳製品，因為他認為這些食物會對嚴重病患造成消化上的危險負擔。此外，葛森也排除蛋與所有小麥製品——這兩樣食材剛好是很多臺灣長期慢性病患的前三大慢性食物過敏原。

幫助病人排泄掉過多的鈉是葛森食療最基本的部分[2]。鈉鉀不均衡的病理現象是許多其他科學家發現的結果，例如大腸癌患者經常有低血鉀現象，癌症病人也常有電位與礦物質失調的狀態。

在一系列的研究下，孔恩博士（Cone）發現鈉鉀的比例與細胞膜電位差以及複製分裂活動有關[3]，他觀察到：正常細胞比繁殖中的癌細胞有著更強的細胞膜電極化的現象，這個穿越細胞膜的電位會影響細胞保留健康的鈉鉀比例，健康細胞的胞內是高鉀低鈉，而癌細胞則是高鈉低鉀——這個現象在甲狀腺癌也存在。

此外，細胞生理學專家凌博士（Ling）的實驗研究顯示，**受損的細胞在高鉀低鈉的環境下能部分回復正常形狀**[4]、[5]，這些基礎研究都能支持葛森在臨床上看到的結果。除了高鉀食物外，科普醫師（Cope）發現，更多額外的鉀液補充會讓癌細胞消退得更快[6]、[7]。

葛森要求病人每小時喝現榨的蔬果汁，以供應細胞有活性的氧化酵素和富含鉀的礦物質。製作葛森蔬果汁時要記得遵守規則，**不要任意添加或替換食材**，例如：西洋芹允許吃但不能用於蔬果汁，大黃瓜不允許吃，因為不易消化，易造成脹氣堵在胃部，也不宜榨汁。

早在一九三三至一九三四年旅居維也納時，葛森就開始以肝臟萃取物為病人注射，做為刺激肝功能的方法。後來他改讓病人每天喝兩到三杯混有胡蘿蔔汁的牛肝汁，這種汁液除了能提供β胡蘿蔔素與維生素A以外，還提供了鐵、銅兩種影響周邊T型免疫細胞及其他淋巴細胞功能的礦物質。很多人認為葛森療法不吃肉，所以是素食療法，這是非常大的誤解，葛森的動物性營養素來自牛肝汁，富含了許多提升免疫力、排毒及滋補的營養素。

葛森相信，身體的每一種防禦與癒合力量依賴身體產生所謂的「過敏性發炎」能力，這是外科醫師長久以來既知的事實，但在微生物學當道下日益被人所遺忘——這種產生發炎的能耐才是自癒力的「決定性」武器。

凡・伯格曼發現，正常發炎現象的體液能殺死癌細胞，但血清就無此能力，葛森認為這種失去的能力是可以被恢復的，甚至在非常嚴重的末期癌症病人身上也一樣。

古德醫師的低蛋白飲食實驗

羅勃・古德醫師原是明尼蘇達大學病理系系主任，他後來去紐約市的史隆・凱特林（Sloan Kettering）醫學中心接掌中心主任一職，並擔任癌症研究計畫的主事。從明尼蘇達搬到紐約之際，他跑去埃及拜訪位在開羅市的朋友，這位朋友專門在幫助營養不良的兒童。古德醫生發現這些兒童的免疫力已受損，但他朋友並不知道是飲食中缺乏何項營養素所導致，古德醫生於是決定加以研究。

他最先使用天竺鼠做簡單的實驗，一組餵食無蛋白質飼料，對照組則餵一般有蛋白質的常用飼料。他原本預期會在無蛋白質組中觀察到免疫力衰減的現象，結果該組血清中的**抗體性免疫力不僅穩定，T型淋巴球更是變得非常活躍**——還活躍了好幾天。這種結果在許多不同種的實驗動物上皆重複觀察到，他於是領悟到是蛋白質限制刺激了免疫力[8]。

當然，在現實世界中，限制蛋白質攝取量也自然會限制到熱量的攝取，因為油脂也同時被限制了——葛森食療法也限制卡路里，特別是來自脂肪的卡路里，一湯匙的脂肪比一湯匙的糖或蛋白質所產生的熱量高逾兩倍。西方飲食充滿了脂肪，葛森飲食則減少大量的卡路里——只有燕麥裡的一・五%卡路里來自脂肪，其他脂肪來源是榨汁時來自柑橘類果皮的少量芳香脂肪酸與亞麻仁籽油，一天中，來自脂肪的熱量只有九十大卡。不吃肉不僅限制了蛋白質，也限制了脂肪的攝取量，熱量亦因此得到控制。

古德醫生發現了蛋白質與熱量限制在某些特殊動物疾病模型中有意想不到的驚人結果：

・有種NZB小白鼠會得到一種跟人類一樣的疾病——紅斑性狼瘡，若能治好小白鼠的紅斑性狼瘡，就能治好人類的同樣疾病。結果發現，這種NZB小白鼠若受到蛋白質與卡路里的限制，就不會發展出紅斑性狼瘡。在遺傳上，這種老鼠原本有得這種疾病的傾向，但即使這種老鼠發展出紅斑性狼瘡，只要蛋白質與卡路里限制一實施，病情就會停止與消退[8]。

- 另一種kdkd老鼠有腎臟惡化的遺傳病，若斷奶後立即限制蛋白質與卡路里，血管損傷、糜粥塊和腎臟問題皆不會發展。還有，若先讓病症發展出來，再實施蛋白質與熱量限制，病情依然可以扭轉與改善[8]。
- 接下來的動物實驗則與癌症有關。C3H老鼠容易得乳腺癌，但若從斷奶時開始限制蛋白質與熱量，許多該得乳癌的老鼠便沒有了癌症的蹤跡。若在乳癌發生後再限制蛋白質與熱量，依然能抑制腫瘤的成長，而且存活期甚至比對照組長[8]！
- 正常老鼠若於斷奶後馬上進行蛋白質與卡路里限制，生命能延長一倍，但不會長到全尺寸。其體型雖然比一般老鼠小一些，生命力依然非常活躍，毛髮光亮，毫無其他影響[8]。

低蛋白質、低油脂飲食

葛森食療法的第二個特色便是低蛋白質[1]。為了把細胞內的鈉驅離，葛森首先發現到，高鉀低鈉飲食法能讓病人從尿液中排出許多的鈉；其次，他發現若**進一步的限制或去除飲食中的蛋白質，可以增加更大量的鈉湧出。**

問題是蛋白質限制不能進行太久，否則會破壞免疫力。免疫力需要蛋白質，而牛肝汁能在禁食肉品與海鮮下，提供病人植物性蛋白質之外的胺基酸與蛋白質需求。牛肝汁不僅幫助肝臟修復，也提供肝臟可儲存的維生素與礦物質。

我們一直以為多吃蛋白質才能提升健康，這其實是錯誤的觀念，不過，極度且長久地限制蛋白質攝取也不利免疫系統的運作，中道才是上上策。

羅勃・古德醫生（Robert Good）曾在一九七〇年代喊過要多吃蛋白質的口號，但後來他改口說，高蛋白質飲食會導致癌症與心臟病。葛森早在一九三〇年代就發現了古德醫生所觀察到的現象，只不過成果皆發表在德文期刊中。葛森在治療肺結核時發現，蛋白質限制能增加病人的白血球數，讓非專一免疫性提升。

不過，長期限制蛋白質會造成病人免疫衰退——這是德國以色斯醫師親口告訴我的臨床發現，所以，不吃肉的低蛋白質飲食是有時間限制的，除非病人有依照葛森醫師的建議喝牛肝汁！

清腎的希波克拉底湯

之前已經提到葛森醫師採用希波克拉底湯，此湯的材料如下：

- 一個中型有機塊根芹菜（臺灣很難買到塊根芹菜，可以用三或四根西洋芹菜梗代替）
- 一個中型巴西里根（除非自己種，否則很難買到，可不用）
- 一小把新鮮有機巴西里
- 五至六顆中型有機牛番茄（若要讓夏日的飲食更有食欲，可多加一點）

- 兩個中型有機洋蔥
- 兩根小型有機韭蔥（如果不是產季，可以多加兩個中型洋蔥代替）
- 兩瓣有機大蒜
- 四至五顆有機馬鈴薯
- 四公升含蓋不銹鋼鍋具

作法如下：

①將材料中的有機蔬菜徹底清洗數次，**不要削皮也不要刮擦**，因為很多礦物質和營養都藏在表皮中。

②瀝乾蔬菜切成塊狀，置入不銹鋼鍋中，加過濾水淹過所有食材。

③開小火，加蓋慢燉兩小時。

④煮好的湯及食材分幾次舀入食物研磨機中，研磨後濾去粗纖維。

⑤研磨後的湯品是道濃湯，可以直接盛盤上桌，或裝罐冷藏，可供應兩天份的食用量。

希波克拉底湯有助於**清潔腎臟**。尤其是在患者尚未習慣不加鹽的食物時（通常在治療開始後一到兩個星期就會習慣），特製湯品便是每一餐美味的開始。

- 馬鈴薯是葛森飲食中重要的植物性蛋白質來源之一（另外還有燕麥），營養價值極高，對血壓與心血管有很大的助益，同時具抗癌功效。
- 巴西里含有豐富的維生素和礦物質（含大量鉀、鈣、磷），有益於循環系統，抗氧化及排毒效果佳，有增強免疫力、減少動脈硬化的功效，同時也具有許多抗癌成分。
- 洋蔥所含的前列腺素A是較強的血管擴張劑，也可促進鈉鹽排泄，對降低血壓很有效果，當中所含的硫化合物能促進脂肪代謝，故能降低血脂。洋蔥所含的類黃酮還能降低血小板的黏滯性，常吃洋蔥可預防血栓，減少心肌梗塞和腦血栓的機率。另外，洋蔥還有美容、防止骨質疏鬆，以及抑制胃癌、食道癌、結腸癌、乳腺癌等功效。
- 番茄含有多樣的植物生化素，尤其是「茄紅素」，是強大的抗氧化劑，對人體內的自由基有強大清除作用，可美容、防衰老，預防動脈血管硬化、冠心病和腦中風等，還具有抗癌功效，對降低血壓也有明顯的作用。

撇開會被高溫破壞的植化素與其他維生素不談，以根莖類做成的湯品，能提供許多人缺乏的礦物質與微量元素。

飲食禁忌與鼓勵

- **草藥和香料**：由於含有芳香物質的草藥和香料——鳳梨和莓果也有——容易干擾治療反應，葛森博士因此限制這些香料食材的使用，只允許加入少量相對較為緩和的種類，如多香果（眾香子）、八角、月桂葉、香菜、蒔蘿、茴香、肉荳蔻、馬鬱蘭、迷迭香、鼠尾草、番紅花、香艾菊（茵陳蒿）、酢漿草和風輪菜。蝦夷蔥、洋蔥、大蒜和荷蘭芹的使用分量可以多一點[1]。

至於薄荷和其他某些草藥茶，由於具有各種有益的性質，因此受到允許，甚至鼓勵飲用。薄荷茶可助消化、洋甘菊茶有舒緩的功效、纈草茶可幫助睡眠，除此之外，大喜寶（又名保哥果）是寶貴的抗癌茶，可在晚上隨意飲用。

- **沙拉**：患者務必要盡量多吃沙拉和生鮮蔬菜。下列沙拉材料可以磨碎、切塊、切丁，混合在一起或單獨食用：蘋果、胡蘿蔔、西洋菜（水田芥）、蔥、塊根芹菜或西洋芹梗、生菜葉、白色花椰菜、苦白苣、蝦夷蔥、歐洲菊苣、蘿蔔、青椒、番茄。
- **沙拉醬**：千萬不要使用市售的瓶裝沙拉醬。你可以依照自己的口味，用水稀釋有機紅酒或蘋果醋當沙拉醬，或是加入一些有機紅糖、某些草藥、洋蔥或大蒜，創造多樣化的風味。檸檬汁可以用來取代醋，處方中的亞麻仁油也可用來當做沙拉醬的一部分。
- **堅果和種子**：雖然被視為健康食物，但堅果與種子的脂肪與蛋白質含量太高（酪梨脂肪也太高），所以遭葛森飲食禁用。黃豆的蛋白質太高，屬禁用食物——豆類在多數情況下並不能當成蛋白質來源，直到執行至少九個月以後才能添加，而且只有少數經醫生診斷可以食用的案例才能吃。除此之外，食

進一步了解

碘的啟示

一九七〇年代，梅約診所的參森醫師（Sampson）發現了一個非常令人驚訝的事實，他比較了日本人與診所附近明尼蘇達州人的甲狀腺癌，發現鮮少罹患甲狀腺癌的日本人卻有高達三四％的原發腫瘤（carcinoma in situ），而明尼蘇達州人的原發腫瘤雖少於四％，甲狀腺癌的死亡率卻更高——這種情形也發生在乳癌、前列腺癌之中。

日本人的碘攝取量是全世界最高，約為八至十毫克，遠高於甲狀腺飽和點的二至三毫克，尿液中的碘排泄量也是全世界最高。所以有一說是，癌症有兩期：第一期（由早期徵狀到原發腫瘤）是因為缺碘的關係，第二期（包括癌症藉由結締組織散播）則源自組織甲狀腺素低下[10]。

海藻本來就是碘的最佳來源之一，而日本沖繩島居民長壽的原因之一，可能在於攝取了大量的海藻。雖然日本人的碘攝取量是全世界最高，但成年後往往因**攝取過多的亞硝酸鹽而阻擾碘的吸收**，還好甲狀腺的功能在老年時依然良好，腫瘤因此無法散布。不管是提高碘或甲狀腺素的攝取量，碘與癌症的預防及治療都有密切且重要的關係[11]。

我們的結締組織是膠質，海藻本來就是膠質的來源，傳統部落的飲食經常含有極高的膠質，對癌症的預防和不易散布有幫助——這是大衛・戴立博士暨醫師（David Derry）在《乳癌與碘》[12]一書的見解，也有助於我們了解碘在葛森療法的重要性。

補充碘還有一項好處：加速胡蘿蔔素轉化成更有益的維生素A，防止胡蘿蔔素在體內囤積。有些人胡蘿蔔汁喝多了皮膚會帶黃色，可能是因為甲狀腺功能低下，因為將胡蘿蔔素轉化成維生素A的酵素是受甲狀腺素控制。日本星野仁彥醫師自詡用「改良式」葛森療法多活了二十年以上，但是他沒服用碘劑，導致手掌與皮膚呈橘黃色，進而減少了蔬果汁的飲用，轉而添加了葛森所禁止的小麥、豆類與堅果，甚至還添加小麥蛋白製造的麵筋——小麥蛋白其實就是癌症病人容易過敏的麩質[13]。

用黃豆也有很大的爭議：它含酵素抑制物，會干擾消化，其植酸則會干擾礦物質的吸收，植物激素也可能不適合許多人。

- **亞麻仁油：**亞麻仁油富ω-3脂肪酸，能抑制發炎反應，也會在細胞膜處吸引氧氣，幫助運送氧氣進入細胞，並有助於維生素A在血液中的運送。亞麻仁籽還富含木酚素，它是一種來自種子的部分纖維，亞麻仁籽含高蛋白質，葛森療法採低蛋白飲食，故亞麻仁籽與高木酚素的亞麻仁油雖然對某些健康問題有益，但在葛森療法中不宜採用。包括亞麻仁籽在內的種子都含有酵素抑制物等反營養素（會破壞營養素的物質），會讓種子休眠，直到生長環境允許發芽時才自我分解掉，這些種子的酵素抑制物也會抑制人的消化酵素，因此會干擾消化。
- **蘋果：**實施葛森療法時，一定要切記將蔬菜與蘋果一起榨汁，來自蘋果的蘋果酸（malic acid）會增強蔬菜營養素的吸收，蘋果去心不去皮，因為心裡的籽有酵素抑制物，不利消化。史密斯老奶奶（Granny Smith）品種的青蘋果富含會刺激免疫系統的果膠，味道酸而不甚甜；慣性農法栽種的蘋果往往有農藥、打蠟，及表皮處理藥物，應避免使用。

外科醫師的葛森療法實驗

從一九八四年起，奧地利葛拉茲的法蘭肯浩斯第二手術科在彼得・賴奇納（Peter Lechner）與同事的主導下，將稍加改變的葛森食療法用於六十名手術後的癌症病人身上，他們去除了牛肝汁、菸鹼酸，以及只有甲狀腺素低下的病人才服用的甲狀腺素，並把咖啡灌腸限定在每天兩次，然後與狀況相似但未做葛森食療法的病人配對比較。

四年後，研究團隊發現在數種癌症上的差別頗鉅，甚至發現擴散至骨骼的癌症病人雖然沒有存活得更長久，疼痛的情形卻改善很多，也沒有高血鈣的現象，生活品質比較好。

其他結果如下：

在有搭配葛森食療法的病人當中，有肺擴散的病人需要抽肺積水的次數較少；有腦擴散者，腦水腫較輕微且多活了四個月；未停經與半停經的乳癌病人忍受傳統療法的狀況較佳、副作用少、肝與腎功能較好、血液生化指數較好、局部復發次數少且無擴散轉移；有肝轉移的乳癌病人忍受化療程度較佳，三分之一的病人保持在穩定狀態超過一年以上；有大腸直腸癌者，在手術後體重回復較快；反應最好的是有肝移轉者，總共六名，而且有做食療者比未做者多活一倍以上的時間[14]。

說來真諷刺，葛森食療法竟然得以在外科醫生手上做比較研究，且發生在五十年前葛森博士因其猶太裔身分而逃離的地區，雖然結果並不像葛森博士所獲得的那般出色，但對肝臟受到嚴重損傷的病人依然有很大的鼓勵。

- **有機食物：**實行葛森療法時，一定要用有機食材，有機食物不僅無毒，且營養素較高。慣性作物的農藥與其他化毒殘留會對癌症病人的排毒產生干擾與危害作用。

甲狀腺代謝的調整——碘液或甲狀腺體萃取物補充

葛森食療法的另一項法寶是補充甲狀腺素[1]，甲狀腺素會送訊號給粒線體，以增產ATP。癌症病人的細胞代謝率低（氣血不通），因此組織與器官的功能也低，要增強組織與器官功能就需要細胞粒線體加溫、加速，甲狀腺素便是此方面之高手，還能增加細胞基礎代謝率，增加體溫及ATP生產。

此外，碘與癌症有其他的關聯性。一直以來，流行病學顯示甲狀腺亢進者的罹癌率遠低於一般人，顯見碘對癌症有拮抗作用。日本的森時孝醫師也因此採用高碘來治療癌症[9]。

葛森療法的碘最初是以甲狀腺萃取物提供，後來改取非有機的魯格爾試劑（Lugol，即碘加碘化鉀），魯格爾試劑原本只用於低代謝者，但他發現想擁有最佳的自癒力，需要較高的血碘量，再者，碘還能消弭荷爾蒙的助癌生長力，便改成讓每個病人都服用碘。有幾家美國補品公司有提供磁化過的碘劑，可替代魯格爾試劑。

後來，有其他學者發現甲狀腺能增強細胞的力量與增加抗體產生，從而提高抵抗感染的能力，這也支持了葛森在治癌上採用碘的策略。

魯格爾試劑不僅適用於支持甲狀腺素的生產，最重要的一點是它在稀釋的狀態（十七萬倍）下依然有很強的殺菌力，又無副作用與發展抗藥性之疑慮，甚至還有殺病毒的能力！所以，促進癌細胞成長的細菌可能被魯格爾試劑中和。此外，魯格爾試劑也能中和細菌毒素、破壞毒素中的酪胺酸（tyrosine）與組胺酸（histidine），甚至連蛇毒、屍毒都能中和，一般食物中毒使用碘酒效果也不錯[11]。因此，我們不能小看魯格爾試劑的功效，在奧地利的葛森療法臨床實驗中只為低代謝者提供碘液，這可能便是他們無法達到高療效的原因之一。所以，不要隨便將葛森療法打折扣，不然療效也會打折！

營養補充品

菸鹼酸（維生素B_3）

葛森認為菸鹼酸有助於恢復細胞內正常電位差，增加肝臟肝糖和鉀的貯量，並幫助蛋白質代謝。其實，菸鹼酸也有幫助疏通血管的作用——特別是腦部的血管。服用之後不到幾分鐘，每個人就會感受到臉部與身體某些部位紅熱，此即中醫所謂的氣血疏通現象。

此外，來自不同領域分子矯正（營養）醫學也發現，菸鹼酸對癌症病人有益。所以，不要忘了這個法寶。

助消化的鹽酸、胃蛋白酶及胰臟酵素

葛森發現，癌症病人的消化系統常有受損的狀況，所以利用蔬果汁幫助消化道的復健，並服用鹽

酸、胃蛋白酶（葛森療法使用的是Acidol）及胰臟酵素幫助消化食物，減輕病人能量的耗損，讓胃腺與胰臟獲得喘息。

話說回來，早在明朝，劉太醫就發現癌症病人和其他慢性病患皆需要修復腸道以利食療。劉太醫利用東廠所監禁的男女死囚做活體實驗，先模仿致病的條件讓死囚生病，再用食療與中藥治病，因此提出了「七分養三分治」的理念，其中尤以廣木香與北山楂果的基本配方來刺激腦的食欲中樞，外加依體質而定的養胃飲食，一併修復腸胃道[15]。

肝萃取物

葛森用的牛肝萃取液是以肝補肝的觀念，這與中醫說法又相同，但在狂牛症潛伏的世紀，恐怕執行不易，更不用說臺灣養的牛並不多，根本不太可能執行此項補充，所以得尋求奶薊這類的補肝草本替代物，但恐怕無法取代肝臟中含有的多種營養素；回溯證據也確實顯示補充牛肝汁的療效比沒有補充還來得好[16]。

排毒救肝膽

蓖麻籽油排毒：口服與肛門注入

一樣較不被重視的葛森療法項目，就是蓖麻籽油的排毒法，分為口服添加與從肛門注入兩種。

葛森療法實踐者與醫師的對談：咖啡灌腸排掉的是什麼毒？

咖啡灌腸排掉的是：阿摩尼亞產物、帶有毒的氮物、帶電的蛋白質衍生物、多胺類、胺基酸、雜物團、抗原與抗體複合體。

一九八一年，葛森療法實踐者希爾登布蘭特（Gar Hilderbrand）與威廉・唐納・瑞哥森醫生（William Donald Regerson）在對話中談及了咖啡灌腸[14]。瑞哥森醫生的名氣來自於法國墮胎藥RU486，此藥還有治療其他疾病的潛力。

瑞哥森醫生向希爾登布蘭特解釋了維希克（Visik）的阿摩尼亞病理生理學——維希克是阿摩尼亞病理生理學的宗師，卻因為其獸醫的身分而在醫學上鮮為人知。

瑞哥森說明，維希克證明了在動物飼料內添加抗生素，會減少動物腸道中分解蛋白質的細菌數量，降低其組織與血清的阿摩尼亞濃度，以及增加體重（現在，你知道在大量生產動物時，要在飼料中添加抗生素的罪魁禍首是誰了）。

動物原本不是吃高穀量的動物，但為了快速增重而被改餵以穀物，因此造成阿摩尼亞過量，導致有害細菌在腸道內過度繁殖，最後落得得依賴抗生素來解決一連串的問題，還同時製造了一大堆的副作用——葛森禁止癌症病人食用以此法生產的肉品是對的。瑞哥森醫生再說，除了抗生素以外，唯一能讓動物降低阿摩尼亞的方法就是咖啡灌腸！他因此反問希爾登布蘭特，有沒有在為人做咖啡灌腸時發現到阿摩尼亞降低的現象。

蓖麻籽油不僅是一種瀉藥，因為它的脂肪酸是人體無法吸收的非常長鍵脂肪酸，可專門用來吸收膽汁，把含脂溶性毒的膽汁排泄掉——蓖麻籽油能吸收膽汁與溶於膽汁的脂溶性毒。美國民俗療法中，還用它來去除寄生蟲——有自然醫學醫師認為寄生蟲的激素會促進癌細胞快速成長，而蓖麻籽油剛好可以抵擋此勢；此外，蓖麻籽油也含有殺白色念珠菌的成分。蓖麻籽油不僅可排毒又可殺大小菌，治癌時遺忘此項目可能是不智之舉。

咖啡灌腸

葛森療法的最後一項法寶是咖啡灌腸[1]，雖然新谷弘實醫生在臺灣炒熱了咖啡灌腸，或稱之為紐約市咖啡灌腸，然而它其實來自於葛森，只因葛森住在紐約的時間最長，其療法也因此為某些族群所熟知。咖啡灌腸也不是自墨西哥流行出來的，最早的起源之一是歐洲皇室所用的「皇家浣腸法」，路易十四世便是個中好手，力行灌腸數十年[17]。

葛森知道咖啡灌腸有排毒與解毒的雙重作用，而明尼蘇達大學病理系的三名研究員也發現了咖啡灌腸有用的學理。他們發現，咖啡會刺激肝臟中的主要解毒酵素之一——穀胱甘肽轉移酶，它能去除血液中好電子的毒素，而這個好電子的化合物便是所謂的**自由基**。這些毒素會破壞細胞膜，造成細胞代謝干擾。穀胱甘肽轉移酶通常占肝臟中所有酵素的三％，而**咖啡可以誘導此酶增加達六〇〇～七〇〇％**，沒有其他物質能比咖啡有更棒的誘導力，這也讓咖啡的解毒作用大大提升。

葛森之所以主張治療癌症要排毒，是來自於第一位癌症病人給他讀的希波克拉底療法。在數名病人死於肝昏迷，而非死於癌症本身時，他理解到癌症病人的消化道往往遭受到很嚴重的毒害，致使肝與胰臟的功能一點都不活躍。於是，他使用鹽酸、胃蛋白酶和胰臟酵素來幫助消化，再利用咖啡灌腸來刺激肝臟——不過，咖啡灌腸並不是葛森發明的。咖啡灌腸是迄今仍被使用的古老醫療之一，非洲部落婦女常用於孩子們身上。現存最古老的醫學文物——埃及的《艾貝爾氏莎草紙醫典》[18]——就有提到咖啡灌腸；希臘人也曾提到埃及人利用催吐劑與灌腸法來做內臟排毒；古代的索馬利亞、巴比倫、希臘、中國都看得到灌腸法的使用記載。印度人也使用動物膀胱和空腳骨製成的注射筒來做灌腸，連前哥倫布時期的南美洲居民也習慣以乳膠做灌腸袋與灌腸管。灌腸也在很多文學中被提及，從亞里斯多芬斯（Aristophanes）的著作到《格列佛遊記》皆有。《默克醫藥手冊》[19]直到一九七二年版皆列有咖啡灌腸一項[17]。

一九二〇年代，德國歌亭根的科學家麥爾（Mile）發現，把咖啡溶液灌入實驗動物時，會促使膽管打開並刺激膽汁的生產，所以葛森醫師很早就把此排毒法融入他的飲食療法中。奧地利的彼得・賴奇納醫師曾調查咖啡灌腸的效能，他說：「咖啡灌腸對大腸確實有作用，用大腸鏡就可以觀察到了。」[14]此外，咖啡的若干生物鹼（alkaloids）成分會刺激第二階段解毒酵素的生產——如穀胱甘肽-S-傳導酶，此酵素用穀胱甘肽與毒素結合，具有解毒的功效。當小白鼠被餵食咖啡，此酵素在肝臟的活力會增加六〇〇%，在腸道的活力則增加七〇〇〇%，相當可觀。

進一步了解

葛森療法的科學調查評估

在一九九〇年代，希爾登布蘭特與同儕透過使用葛森食療法累積下來的大量病人檔案，完成了兩篇評估研究報告。第一篇報告（一九九五年發表）是將一百五十三例從一九七五年至一九九〇年接受治療的黑色素癌病人，拿來與歷史性的治癒率（即累積至今的所有療效數字）進行比較。即使第一期與第二期的十四名病人有一〇〇％的治癒率，比歷史性的七九％五年存活率高，但由於人數不足，在統計上並無顯著性。不過，第三期Ａ＋Ｂ的病人共有三十人獲得七〇％的五年存活率，比美國癌症學會發表的四一％五年存活率要高出許多。第四期Ａ的病人中，共有十八人獲得三九％的五年存活率，比東部癌症學合作團的六％五年存活率高得多，而且行葛森療法的病人比較不會有復發的傾向[20]。

第二篇報告奠基於前述報告，再深入探討手術對葛森療法的影響。總共有四十九例癌症第三期Ａ、第二期Ｂ與第四期Ａ的病人，有十七名拒絕手術，結果有五名（三五％）存活超過五年，而三十二名接受手術者，有七五％存活超過五年，可見手術與食療合併的優勢有助於長期存活[16]。這個結論與先前認為手術不利於食療的想法背道而馳。

根據葛森中心的公布訊息，療效反應比較好的疾病是黑色素瘤、淋巴瘤、乳癌、卵巢癌、大腸直腸癌，反應較差的則是血癌、化療過的胰臟癌、早期星狀細胞瘤以外的所有腦癌。此外，洗腎與器官移植或幹細胞注射的病人不適合做葛森療法。日本幾位做改良式葛森療法的醫師也都發表過報導，證實療法對癌症病人過半數有效。有一些癌症食療法部分採用葛森的建議，其中以星野仁彥醫師採納的最多，但仍做了許多改變，表2列舉了一些療法做為比較，以利解析葛森與其他抗癌療法的對比。

表2. 布魯士、葛森、改良式葛森與凱利代謝療法的多方對照

改良式葛森	凱利	人名
現行	1969～2005	年代
醫生（甲田、星野、濟陽、渡邊、石原等人）	牙醫師	背景
·**甲田**：180cc蔬菜汁。 ·**星野**：每天1200cc蔬果汁。 ·**濟陽**：每天1500～2000cc蔬果汁。 ·**渡邊**：不吃早餐只喝水才不會壓抑交感神經。 ·**石原**：480～550cc蔬果汁（胡蘿蔔、蘋果、高麗菜），每週有一天將蔬果汁的飲用提高到三餐皆飲用550cc的分量。	根據患者的代謝型態（metabolic typing）決定，從素食到葷食皆有。	蔬果汁食材
·**星野**：糙米（參考甲田）、胚芽米、全麥麵包、豆類、薯芋類、新鮮蔬菜（最好生食）、水果、堅果類、海藻類、甲田准許菇類。	根據患者代謝型態（簡易的肉食、素食與雜食三型到複雜的十型）來決定。	療法食材
限制油脂與動物性蛋白質。 ·**甲田**：准許食用少量肉類、蛋類與乳製品。 ·**石原**：准許魚貝類與受精蛋。	根據患者代謝型態決定。	禁忌
甲田、石原、渡邊等醫師推廣半日斷食法。 ·**甲田**：不吃早餐，在午餐之前只喝水，午、晚餐則減量，不可以吃宵夜以及零食，用餐中與餐後三小時不飲水。	否。飲食非常個人化。	斷食與否

布魯士	葛森
1899～1990	1881～1959
自然療法師	醫學博士
每500cc的根菜汁（甜菜根、胡蘿蔔、塊根芹菜、馬鈴薯、蘿蔔5種根菜打成的蔬菜汁）搭配洋蔥湯、發酵高麗菜汁、鼠尾草、香蜂草及薄荷等草本茶，飲用量隨意。	每天大約2000cc的蔬果汁。配方以蘋果汁+胡蘿蔔汁為主軸，再搭配綠色蔬菜汁。
	全穀類（全麥麵粉、黑麥麵粉、燕麥片） 新鮮蔬菜與水果 避免豆類與堅果 無海藻與海鮮 小牛肝汁
	雖限制油脂與動物性蛋白質，但用小牛肝汁來滿足胺基酸的需求，被誤認為是素食療法。
是。42天斷食療程只食用上述食材，不能吃固體食物。	否。飲食較有彈性，但是禁止鹽分、動物性食物及乳製品的攝取。可食用健康的優格。

·**濟陽**：黃檸檬、乳酸菌（優格）。 ·**星野**：服用高劑量維生素C與B群、B_{17}（苦杏裡的氰化物），飲用問荆、艾嵩等藥草，以及尿療法等多種輔助法。	·大量服用消化酵素。 ·根據個人需求可服用大量補品，外加器官排毒的草藥或補品。	保健食品
水與半日斷食。	咖啡灌腸（有大腸淨化的效果）。	預防便祕
星野的療法比較接近葛森，但還是有很多改變，他說只要是有效的就不怕加上。	·根據患者代謝型態而進食自然會健康，酵素會分解癌細胞的保護膜，讓免疫細胞得以被辨識。 ·凱利本人終生保留咖啡淨化肝膽加速解毒及排毒的部分，順便清大腸抑制壞菌。	療法的效能機制
天然水（禁止鹼性電解水，會造成酸性胃潰瘍）。	逆滲透水。	水與飲料
·**星野**：禁砂糖。 ·**石原**：准黑糖（薑汁）。	禁砂糖。	糖分的攝取
·有機亞麻仁油。 ·麻油、橄欖油（星野）。 ·審慎使用多種植物油（濟陽）。	根據患者代謝型態決定。	油類的攝取
·半日斷食法是不吃早餐多喝水至午餐，不會干擾早晨應當提升的交感神經，也有助腎臟排毒、減低飢餓感、促進大腸排便、活化基因、增強體力改變體質、提升心情。	癌細胞是出生時胰臟功能不足所留下的禍根，消化酵素是治病的工具，而根據患者的代謝型態進食是獲取健康的方法，並非用來治病。	治療的理論

不採用。	採用Q10、碘素等能促進ATP循環的保健食品，並搭配胰臟萃取物（內含消化酵素）*。
含番瀉葉的草本茶。	咖啡灌腸（有大腸淨化的效果）。
五種根菜汁當中，甜菜維護肝功能，促進肝臟解毒；胡蘿蔔保護肺與肝臟；馬鈴薯保護胃部；塊根芹菜促進腎功能；蘿蔔保護胃。	攝取大量蔬果汁之目的是解毒以及排毒。某些肝機能不好的病人，因為一下太多毒素排至血液，無法立即排除，而產生昏沉，所以輔以咖啡淨化肝膽加速解毒及排毒，順便清大腸、抑制壞菌。
使用好水，搭配鼠尾草、香蜂草及薄荷等草本茶。	不需要喝水，但可以飲用具鎮定消化作用的洋甘菊茶，或者幫助消化的薄荷茶。
無。	黑糖蜜、楓糖漿及好的蜂蜜。
無**。	有機亞麻仁油。
斷食可以解毒及排毒，斷食期間不食用含有蛋白質的固體食物，讓饑餓的紅、白血球（含巨噬細胞）吞噬體內不好的蛋白質。	解毒、排毒、提高免疫力、改善代謝障礙。

‧石原認為葛森療法適合歐美人的陽性體質，不適合日本人偏多的陰性體質，但胡蘿蔔汁性溫熱，所以可以喝。		治療的理論
比較少，諸位醫師在日本發行了很多暢銷書籍。臺灣也翻譯了很多本，但沒有醫師公開採用這些食療法。	被美國醫學界排斥、媒體撻伐，但案例經審查後證實有療效，審查的醫生也運用他的方法治癌，證實其成果可被別的醫師複製。	引發的爭議
‧半日斷食法比較容易施行。 ‧濟陽採高量蔬果汁，困難度比其他日本醫師高[***]。	代謝型態檢測比較不易，實行難易度不一，視患者代謝型態而定。	實行的困難度
‧星野的改良並沒有更好，只是比較方便，不用碘液、鉀液、牛肝汁與消化酵素，也沒做排肝毒的咖啡灌腸，甚至鼓勵病人吃高蛋白質的小麥與大豆蛋白（濟陽、甲田也用大豆），然而，這些食材對某些人而言，可能是有害的慢性過敏原。 ‧施行半日斷食法的甲田、石原、渡邊醫師，其實還有額外加入西勝造先生的健康法[****]。	根據經驗，若有經過口腔重建，清除有毒牙材與病灶後，效果會更好。也可以考慮加入斷食與其他輔助療法，凱利醫師有加入器官排毒、宗教祈禱與整骨的療法。	評論

*建議可以在斷食期間飲用不加鹽的薑絲海帶芽湯或者是昆布湯，因為海帶所含的碘可以提高代謝率。

**有些人喝根菜汁時，習慣添加15cc的有機亞麻仁油，以增進可溶性維生素的攝取。

***濟陽八法：(1)盡可能接近無鹽飲食；(2)限制攝取動物性蛋白質與脂肪；(3)大量食用新鮮無毒蔬果（汁）；(4)食用含胚芽的穀物、豆類與薯類；(5)食用乳酸菌（來自優格）、海藻類、菇類；(6)食用黃檸檬、蜂蜜、啤酒酵母；(7)食用橄欖油或麻油；(8)飲用天然水，適度運動，每天泡澡，充足睡眠與積極的生活態度會提高飲食療效，努力3個月或100大，養成習慣讓自己得救。

81歲時遭到當地正統醫療機構指控其為密醫與詐欺犯，有許多病患挺身而出聲援、作證，最後無罪。	被美國正統醫藥界排斥，曾經被支持他理論的人安排至眾議院做演講，成功為自己辯護。當時的醫藥界對其態度十分矛盾。
方法簡單，容易執行，通常在斷食三天後就不覺得餓，溫性的根菜汁也不會讓人覺得虛寒，因此可以照常工作生活。建議進行一週以上的斷食時，必須有專業人士在旁輔導。	因為搭配醫療，食材比較豐富，2000cc的蔬果汁準備不易，通常在治療期間需要有人在旁伴護。
根據經驗，如果有經過口腔重建，清除有毒牙材與病灶，長期斷食執行起來會更加容易。	．根據經驗，若有經過口腔重建，清除有毒牙材與病灶，效果會更好。也可以考慮加入斷食，以及濟陽等醫師推薦的積極生活態度、泡澡、運動與充足的睡眠等輔助方法。 ．對大腸癌、乳癌、甲狀腺癌的效果比較好；對卵巢癌、胰臟癌、某些胃癌、肺癌（小細胞癌）的效果比較差。

****西勝造先生的健康法是他專研與親身體驗成千上萬冊古今中外書籍、多種療法後，所創造出來的養生法，包括生素食、生糙米、蔬菜泥（有些人改為比較容易入口的蔬菜汁）、飲用柿葉茶（酸性，含高維生素C，綠茶則是微鹼性）、冷熱浴、背腹運動、合掌合趾運動、金魚運動、毛細管運動、睡平床及木枕。

咖啡灌腸不僅可以打開動物的膽管，美國當時的外科手術醫生還會用來治療急性腎上腺不足、術後出血引發的震盪症和出血性胃潰瘍。葛森發現給病人更多次的咖啡灌腸能加速排毒，同時他也添加口服與從肛門注入蓖麻籽油的方法來加速排毒，但這一部分往往被病人與醫師忽略不做。

雖然咖啡灌腸是為了排毒，但它也能促進維生素A的吸收。**維生素A的吸收需要膽汁的分泌**，因此有助

進一步了解

布魯士斷食法（六週全治療＋三週半治療）

①早上第一件事，慢慢喝六十西西的冷清腎茶。清腎茶只在治療前三週喝，之後停掉。清腎茶準備如下：

材料：十五公克問荊（horsetail）、十公克小蕁麻（stinging nettle，最好是春天的）、八公克扁蓄（knotgrass，birdgrass）、六公克貫葉連翹（St. John's wort）（此量夠一個人用三星期）

作法：每次拿三指間（用三隻手指頭抓一撮）粗茶葉（或者細磨的茶一湯匙）放到半杯熱水中浸泡十分鐘，倒出茶水備用。再倒入半杯熱水，煮開十分鐘，濾淨，把前後兩杯茶水合併，矽酸鹽（silica）要煮十分鐘才會溶出。

②三十至六十分鐘後，喝半杯至一杯鼠尾草茶（sage），其中添加了貫葉連翹、胡椒薄荷（peppermint）和香蜂草（balm）。

③再三十至六十分鐘後，喝一口混合蔬果汁，不要立即吞嚥，要和唾液充分混合。**蔬果汁**一定要照處方製造，不能單獨喝，一定要配茶喝，蔬果汁準備如下：

材料：三百公克甜菜根、一百公克胡蘿蔔、一百公克芹菜根、三十公克黑蘿蔔、一顆雞蛋大小的馬鈴薯

④過十五至三十分鐘後，再喝一口蔬果汁，或者等到會餓時再喝。

⑤早上期間，喝十至十五次蔬果汁，不過只有想喝的時候再喝，喝蔬果汁之間，可以喝冷的鼠尾草茶，但絕對不能加糖。

⑥中午再喝六十西西的冷清腎茶。

⑦病人下午往往還需要喝一口一口的蔬果汁，但一天不能超過五百西西。

⑧晚上一樣再喝六十西西的冷清腎茶。

其他注意事項

・接受電療的病人要慢慢喝半杯的冷老鸛草茶（使用學名為Geranium robertianum的漢紅魚腥草，又名纖細老鸛草），此茶含鐳（radium），一定要充分跟唾液混合才能喝下去。

・所有的病人可以喝富含鈣質的茶，包括以下的車前草茅（plantain lance）或寬葉車前草（broad leave plantain）、角叉菜（Irish moss）、兜蘚（lungwort）、歐亞活血丹（ground ivy）、毛蕊花（mullein）和Meum mutellina herb。

・有些癌症病人需要喝別的特殊茶。

・便祕要做一系列的洋甘菊灌腸，或喝排便茶，也可以從肛門塞進一段硬奶油；斷食一段時間，病人的排便可能就會完全停止，但不會有不舒服的感覺。

・治療期間可以做點事，才不會一天到晚想著疾病，也不要整天臥床休息。

於病人吸收蔬果汁與肝汁裡的大量維生素Ａ。批評葛森者總戲稱咖啡灌腸為雕蟲小技，不了解維生素Ａ的吸收能支持免疫功能，可能幫助Helper Ｔ型細胞生產更多的細胞間質，或加強殺手細胞的前驅細胞之活化，讓細胞更具殺傷力，甚至能去除Suppressor Ｔ型細胞的抑制作用[17]。

葛森又發現，咖啡灌腸有止痛作用，能**大大減少癌症病人使用嗎啡與止痛藥的機會**——這些藥物對肝都是沉重負擔，更何況病人的肝僅存少量的運作功能，需要提撥給免疫系統與排除腫瘤殘餘毒素來使用[17]。此外，咖啡也能醒腦提神，對某些人有幫助排便的功效。

咖啡灌腸時，咖啡液待在大腸的期間會被肝門靜脈吸收，直接運送到肝臟。每三分鐘，人體的所有血液就會通過肝臟一輪，而在血液中的咖啡化學成分會有擴張血管和膽管、放鬆平滑肌與增加膽汁流速的生理作用——這些作用是咖啡中的棕櫚酸造成的。灌腸使用的水量還會刺激控制腸蠕動的腹部神經系統，促進排毒。因此，葛森中心所使用的咖啡是高棕櫚酸的淺焙豆子（一般喝的咖啡是中深焙豆粉），有特別指定。

綜合以上說明，**咖啡灌腸有促進排毒與解毒的雙重功效。**

如何使用葛森療法

步驟1　先執行葛森療法最重要的部分

①執行高鉀低鈉蔬果汁（二百四十西西，一天至少五到十三次）讓細胞有修復的機會。

②用消化酵素（一定要每餐服用）與蔬果汁來修復腸道。

③以蛋白質與卡路里的限制（不吃蝦貝魚肉類）刺激免疫系統。

④用咖啡灌腸（每天至少二到五次）與蓖麻籽油（每週至少兩次）來排毒與解毒，能夠化解包圍在腫瘤與受損組織的鈉環，讓血液循環與體液引流更順暢。

⑤以碘液（一定要服用，勿省略）促進身體自癒力。此外，蓖麻籽油與碘液同時使用更具有殺菌除蟲的能耐。

⑥服用亞麻仁油（每天至少兩次，每次各一湯匙）。

步驟2 加入希波克拉底湯

咖啡灌腸與蓖麻油可以幫助清腸，但清腎的部分則有賴希波克拉底湯（或可服用清腎的替代草藥），飲用小分子能量水也會有所幫助，特別是未執行一天十三杯蔬果汁者。

步驟3 加入菸鹼酸營養補充品

菸鹼酸算是葛森療法裡一個非常重要的營養素，其作用如前所述，此外，服用菸鹼酸也可以幫助打通氣血。行有餘力的話，可以再添加更大量的菸鹼酸，再配合隨後會提及的桑拿浴溫熱療法，幫助加速排毒。

步驟4 在醫師陪同下，視情況執行短暫蔬果汁斷食

布魯士斷食法亦有其功效[21]，幾個日本醫師也鼓勵半日斷食法，所以執行葛森療法之際，加入一段（半日到數日）僅喝蔬果汁的斷食期間並不會有很大的反作用，很可能還會有幫助。不過病人與照顧的醫師要好好詳盡觀察，記錄下這些臨床反應現象，才能因人施藥。

步驟5 執行更接近全套的葛森療法

隨著時間與熟悉度，執行更接近全套的葛森療法。若還有疑問，臺灣有人開課程幫助想要執行此療法的病人落實。

葛森是臨床觀察上的佼佼者，若沒有足夠的臨床證據，不要輕易改變他的作法。改良葛森食療法的人中，固然有些是基於體質——如石原結實醫師[22]，有些是因其不方便性——如星野仁彥醫師[13]，有些則是基於其他不同見解——如石原結實[23]、甲田光雄[24]、濟陽高穗[25]，但是少了那些被放棄的項目，一定會減低葛森療法的成效（如碘劑與蓖麻籽油具有很大的功能，以及很關鍵的小牛肝汁），必須找到適當的取代或補償方法。唯一可以不顧忌的改變，是根據上述急慢性食物過敏原檢測結果，剔除葛森療法中個人會過敏的食物品項。

1 夏綠蒂・葛森與莫頓・沃克（2012），《救命聖經・葛森療法》，柿子文化出版。

2 A Cancer Therapy: Results of Fifty Cases and the Cure of Advanced Cancer by Diet Therapy.

3 Cone, C. D. Jr.（1971）, "The Role of the Surface Electrical Transmembrane Potential in Normal and Malignant Mitogenesis," Annals of the New York Academy of Sciences pp.420~432.

4 Ling, G.N.（1983）, "The Association-Induction Hypothesis: A Theoretical Foundation Provided for the Possible Beneficial Effects of a Low Sodium, High Potassium Diet and other Similar Regimens in the Treatment of Patients Suffering from Debilitating Illnesses," Agressologie Vol. 24, No. 7, pp.293~302.

5 Ling, G. N.（2001）, "Life at the Cell and Below-Cell Level: The Hidden History of a Fundamental Revolution in Biology," Pacific Press, New York.

6 Cope, F. W.（1977）, "Pathology of structured water and associated cations in cells（the tissue damage syndrome） and its medical treatment. "Physiol Chem Phys Vol. 9, No. 6, pp.547~553.

7 Cope, F. W.（1978）, "A medical application of the Ling Association-Induction Hypothesis: the high potassium, low sodium diet of the Gerson cancer therapy," Physiol Chem Phys Vol. 10, No. 5, pp.: 465~468.

8 Good, R. A,, West, A., Fernandes, G.（1980）, "Nutritional modulation of immune responses," Fedn. Proc. Vol.39, pp.3089~3104.

9 今村光一（1997），《治癒癌症的世界性營養療法》，正義出版社出版，森時孝醫師的碘療法第164~167頁，葛森療法第127~150頁。

10 Derry, D.（2001）, "Breast Cancer and iodine, " Trafford Publishing, Victoria, BC, Canada.

11 Brownstein, D.（2008）, "Iodine, Why You Need It, Why You can't Live without It 3rd ed.," Medical Alternatives Press, West Bloomfield, Michigan.

12 Breast Cancer and Iodine.

13 星野仁彥（2011），《癌末醫師健康活過二十年》，如何出版社出版。

14 Lechner, P, and Kroneberger, L Jr.（1990）, "Experiences with the use of diet therapy in surgical oncology", Aktuel Ernahrungsmed Vol. 2, No. 15, pp.72~78.

15 劉弘章與劉淳（2007），《劉太醫養生寶典》，晨星出版社出版。

16 Hildenbrand, G. L. G., Hildenbrand, C, Bradford, K, et al.（1996）, " The role of follow-up and retrospective data analysis in alternative cancer management: the Gerson experience," J Naturopath Med. Vol. 6, No. 1, pp.49~56.

[17] Hildenbrand, G.（1990）, How the Gerson Therapy Heals: Transcript of a Lecture, Healing. Vol. 6, No. 3-4, p: 28, pub. Gerson Inst., Bonita, CA 91908.

[18] Ebers Papyrus, 1500 BC.

[19] Merck Manua.

[20] Hildenbrand, G. L., Hildenbrand, L. C., Bradford, K, et al.（1995）, "Five-year survival rates of melanoma patients treated by diet therapy after the manner of Gerson: a retrospective review", Altern Ther Health Med Vol. 1, No. 4, pp. 29~37.

[21] Breuss, R. 1995, The Breuss Cancer Cure, Alive Book, Burnbaby, BC, Canada.

[22] 石原結實與安保撤（2010），《遠離疾病的生活方式》，晨星出版社出版。

[23] 石原結實（2012），《非常識醫學書》，世茂出版社出版。

[24] 甲田光雄（2008），《斷食少食治百病：半日斷食的神奇效果》，世茂出版社出版。

[25] 濟陽高穗（2010），《濟陽式癌症飲食法》，晨星出版社出版。

4 進行消化道的復健

不只癌症病人，所有慢性病患皆須修復腸道以助食療發揮功效

承先（葛森）啟後的凱利牙醫師（Willian D. Kelley）以大量服用胰臟酵素治好自己末期的胰臟癌，他與許多做另類癌症療法的醫師發現：**消化道的健康是食療成功的主要關鍵。**

如果您已做過急慢性食物過敏原檢測，但自知腸胃道功能不好，最好能夠實施完整的消化道功能檢測，包括消化功能、腸道完整性和腸道菌叢失衡三大方面（見五十七頁），再根據檢測的結果，進行個人化的腸道修復工程。

在生活壓力下，很多人的腸胃道受到損傷，吃進去的食物無法消化，漸漸產生更多毒素；更不用說今日的假食物、環境毒素更多、更毒。在此情況下，當病人已身心交瘁，若再受到負面事件的衝擊，就可能誘發癌症的生成。

進行食療前，一定要先修復腸胃道。不論是中醫或西醫，現代的醫師發現愈來愈多人的疾病或怪病

劉太醫的「三分治七分養」

西元十五世紀，明朝太醫劉純奉旨在一四〇九年至一四七五年期間，率領三百多名醫官對數以千計的死囚做人體試驗。劉太醫因治皇后乳癌無功，雖沒被處死，卻被皇帝朱棣下放南京，以死囚做人體實驗，研究治療疾病的方法。他先依照致病的因素讓囚犯得到欲治療的病，再分組進行實驗找出有效藥物，這些中藥主要是用於修復病人的腸道，並以廣木香從腦部恢復食欲為先。根據多年實驗結果，提出「三分治七分養」學說，在治療的過程強調（腸道）養生。

劉純發現的疾病模式如後：病因＝主觀原因（胃氣下隆＋營養不良）＋客觀原因（有害因素）＋誘發條件（促進因素）。這其實很符合現代癌症的觀點！（出自《劉太醫養生寶典》）

劉純的治病模式如下：痊癒＝三分治（辨證施治）＋七分養（提升胃氣〔廣木香刺激下視丘平穩持久〕＋食療）。劉太醫的廣木香配方含有未透露的家傳祕方，我則以廣木香、北山楂果、天麻等藥材，以六比四比一的比例結合，再搭配西方另類療法的消化酵素互補。

劉純是中國金元四大醫學家之首——劉完素的九世孫，為明朝太醫，享年一百二十六歲，被明清兩朝太醫院尊為太醫保護神。早在五百多年前，劉太醫就發現人類生病的原因，大多是**吃出來**、**氣出來**，以及**悶出來**的，他在一本《短命條辨》中提到：「過飽傷人，餓治百病。」這個延續給後代的養生法竟讓他們三十三代人之中出了四位百歲人瑞、十五位八十歲以上的高齡老人，甚至沒人罹患過高血壓及糖尿病之類的疾病。

劉太醫抗衰老十法則：

(1)起床就喝冷開水。
(2)午飯先喝保元湯（含人參、黃耆、甘草、肉桂的補氣方）。
(3)午飯後散步半小時並午睡。
(4)午睡之後要喝果汁。
(5)下午要健身。
(6)不要吃晚飯。
(7)睡前要泡腳。
(8)有宗教信仰。
(9)每月性交一次。
(10)每月清腸一次。

皆與飲食有關。食物造假與添加物過多的事件比比皆是，這些毒素在長久交叉作用下，無疑會導致健康問題。

修復腸胃道七步驟

姑且把中醫的三分辨證施治放一邊，讓我們先做好主要的七分養，特別是把腸胃道修復好。

底下是幾個修復腸胃道的步驟：

步驟1 首先要改變咀嚼習慣，放慢吃飯的步調。每一口至少咀嚼五十下甚至更多，直到食物完全液化。**超過一分鐘的咀嚼**能讓連高溫都破壞不了的黃麴毒素被唾液消滅殆盡，所以一定要重新練習咀嚼（更多資訊請參閱《跟著博士養生就對了》）。

美國長壽健康法的食療首先便是教患者咀嚼，雖然難以區分癌症病人的康復是否單單透過咀嚼的關係而受影響，但咀嚼確實能影響身心許多層面，例如血液中的壓力荷爾蒙會因多咀嚼而下降，減輕癌細胞繁殖的壓力。

法國一位物理學家得到喉癌後，便透過改變飲食方法治療好自己。他每天會先聞所有的食物，然後再挑出能讓自己大量分泌唾液的食物，吃到自己的身體喊停時就停。其實，多咀嚼與吃下能激發人流口水的食物，是在喚醒身心的覺知。

步驟2 葛森蔬果汁宛如預先消化的食物，能讓消化道得到喘息。下頁表1提供劉太醫的開胃湯。

步驟3 服用葛森療法裡所提到的消化酵素，幫助消化食物。西方另類癌症療法的消化酵素使用有兩個時段，一個是幫助食物消化時服用的，服用後能確實感受到消化變好。另一個是兩餐之間空腹服用的，消化酵素會進入血液中，分解死細胞殘骸與癌細胞——至少理論上是如此看待，這是凱利牙醫師打敗癌症（胰臟癌）的主要處方之一。

步驟4 假使經濟能力許可的話，請改吃有機、甚至自然農法的食物，最好到有機市集購買新鮮食材，市集的地圖可以上行政院農委會安全農業入口網（agsafe.coa.gov.tw/academy/intro）獲取。臺灣有兩位我

表1. 開胃湯養生配方

症候群	開胃湯種類（七分養）	藥材（三分治）
補氣	開胃湯 （生北山楂果4兩、廣木香2兩）	牛肉湯或鯉魚湯（500公克／1斤）：熬煮12小時最佳 癌症病人還要加牛蹄筋湯（半斤牛蹄筋＋2公升水，小火熬一夜） 糖尿病與血黏稠者還要吃肉皮凍：1斤牛皮／豬皮＋2公升水熬煮成凍
急性腸胃炎、急性痢疾（寒濕化熱）	開胃湯＋生薑、豬苓	鯉魚湯 **備急散**：黃連、木瓜、龍涎香、元胡、紅藤＋保密成分（或**左金丸**）
肝炎／肝硬化（濕熱內蘊）	開胃湯＋厚扑、豬苓	鯉魚湯 **變症散**：熊膽、草果、厚扑、澤瀉、烏梅＋保密成分（或**開胸順氣丸**）
糖尿病（陰虛內熱）	開胃湯＋沙參、菊花	肉皮凍 **函消散**：龜板、鱉甲、魚膘、紫稍花、西紅花＋保密成分（或**大補陰丸**）
子宮肌瘤（瘀熱互結）	開胃湯＋防風、川芎	牛肉湯或鯉魚湯 **化痞散**：雞內金、膽南星、鹿角膠、降香、血＋保密成分（或**活絡丹**）
瘋癲、精神分裂（熱入心室）、癲癇、戒毒	開胃湯＋沙參、磁石	肉皮凍。搭配負重鍛鍊、大聲叫喊 **指迷散**：天麻、琥珀、龍涎香、蛇蛻＋保密成分（或**補心丸**）
胃潰瘍（運化失常）	開胃湯＋黨參、豬苓	牛肉湯 **承利散**：兒茶膠、蟬蛻、鹿茸、槐蘑、西紅＋保密成分（或參苓**白朮丸**）

B型肝炎	開胃湯＋桂枝、白芍	牛肉湯或鯉魚湯 **奉水散**：澤瀉、白朮、龍涎香、玳瑁、人指甲＋保密成分（或**濟生腎氣丸**）
癌症（血熱妄行）：子宮內膜癌、乳腺癌、膀胱癌、胃癌、結腸癌、胰腺癌、食道癌、惡性黑色素癌、陰莖癌、卵巢癌、甲狀腺癌、惡性淋巴瘤、骨髓瘤	開胃湯＋豬苓、菊花	牛蹄筋、牛肉湯或鯉魚湯 **控岩散**：西紅花、羚羊角、沉香、參三七、沙魚膽＋保密成分（或**鯊魚膽**）
慢性支氣管炎（痰熱壅肺）、慢性呼吸衰竭、支氣管哮喘、慢性肺心病	開胃湯＋沙參、瓜蔞	肉皮凍 **納氣散**：川貝母、錦燈籠、檀香、沉香湯、鹿角膠＋保密成分（或**二陳湯**）
急性化膿性炎症、扁桃腺炎、闌尾炎（胃腸實熱）、急性膽囊癌、胰腺炎	開胃湯＋杭白菊、草決明	魚湯 **平瘡散**：燒乾蟾、黃蓮、五倍子、蘆薈、元胡＋保密成分（或**大黃牡丹皮湯**）

我開發的漢方如下：廣木香、北山楂果、天麻，配上消化酵素膠囊，可更促進消化與吸收功能（開胃湯裡本沒有天麻，是經高人指點添加的。在臺灣廣木香屬中藥處方，因此此補品只能從美國購買），天麻是廣木香的輔佐藥。

漢丁頓舞蹈症、阿茲海默症、巴金森氏症、漸凍人症與小腦萎縮症等都屬於神經退化疾病，中研院生物醫學研究所研究員陳儀莊說明，人類大腦神經中樞會產生蛋白質且自動水解代謝，但是這些患者不同神經細胞的蛋白質卻無法正常代謝，以致於堆積成一團後壓迫到神經細胞。

為延緩發病，中研院、臺大和中國醫藥研究所找上被認為是安神用藥的昂貴中藥材「天麻」，萃取出一系列小分子化合物T1-11，可促進神經細胞分解突變的蛋白質、讓突變蛋白質較不易結成球狀，研究團隊也更進一步合成出擁有同樣效果的JMF1907。團隊以罹患漢丁頓舞蹈症的小鼠進行動物實驗，未服藥小鼠平均9週發病，在平衡木上無法正常行走、步距僅為正常小鼠的七成，第十三週則死亡；服藥小鼠卻延緩至第十二週才發病，病徵顯現速度也較慢，顯示可有效緩解發病。

敬重的食療老師都曾罹癌，也都是利用天然或是野生食物把自己的健康找回來，一位是南投的李秋涼老師，另一位則是花蓮的陳櫻美老師。

步驟5 若經濟情況許可的話，再做食物急慢性過敏原的檢測，臺灣的凌越生醫公司有開發檢測晶片，以檢測過敏原的問題，甚至包括臺灣人常見的急性呼吸性過敏原都可檢測。若經濟不允許，就根據國內的健檢結果，一律停掉所有含牛奶、蛋、麵粉的製品。此外，能量檢測也可以檢測出不適合個人飲用的食物。

最後，可以根據臺灣人的前十大食物過敏原與底下的方法，檢查食物對自己是否適合：停止吃懷疑有過敏性的食物至少一星期，再單獨進食此項食物，觀察自身的反應，如有不良反應，那就是不適合自己吃的食物。

按照此法於每週測試一樣食物，逐步建立出自己的過敏清單（更多這方面的資訊請閱讀拙作《跟著博士養生就對了》）。

步驟6 假如飯後很容易疲憊、口腔中有很多缺牙或抽過神經的牙齒、曾經或經常服用抗生素、身上有很多感染源（例如女性陰道有白帶〔白色念珠菌〕、很喜歡吃甜食），就應該做糞便檢測，看看是否有壞菌或腸漏症。

假如檢測發現大腸菌叢中有壞菌，就要將澱粉的攝取量減到最低，並配合醫師做除黴菌療程。

此外，服用益生菌絕對有幫助，除了一般市售優良的益生菌外，有些自然醫學或整合醫學醫師表示，同一種益生菌配方並不一定適合所有的人，他們也因此為病人量身訂做專屬的益生菌配方。英國的科學家發現，很多現今具抗藥性的壞菌碰到大蒜精與肉桂萃取物後便無法存活，因此發明了大蒜精與肉桂萃取物補充品與益生菌配方，來幫助腸道的復原。

其他有助於重建腸道健康的營養補充品還有腸粉（功能為修復腸膜），主要成分是麩胺醯胺——一種胺基酸。

腸道修復還有一個先決條件，就是要清除掉腸道中的汞，特別是牙齒的銀粉會因咀嚼與喝熱飲而釋放汞蒸氣與金屬顆粒，不僅會傷害腸表皮細胞，甚至還會讓腸道益生菌變種。臺北的李德初醫師發現，螯合重金屬毒後，很多腸道不好、甚至有腸漏症的病人改善非常大，連對食物的慢性過敏問題也獲得了舒緩。之前所提到的牙齒修復，當然與此步驟亦有密切的關聯！

步驟7 假如以上各項行有餘力，還可以做功能性醫學的血液營養素檢測，找出自己缺乏的營養素，更精準的調控飲食與營養補充。

啟動自癒力的代謝定型療法

凱利醫師原是牙醫師，他在一九六九年治好了自己的胰腺癌，發展出一套可針對每一位個人進行的獨特代謝作用定型法，此療法的終極目標不是治病，而是提供身體必需的營養素，讓身體的自癒力自行療病。

今天流傳的代謝定型（療）法即是由凱利醫師綜合了數個學派而成，不過之後又遭後人進一步改良，改良者主要有：凱利的得意助手約廉・沃卡特（Willaim Walcott），以及史提夫・登克（Steve Denk）與喬治・艾金森（George Eckinson）雙人團隊。

不過，早在凱利之前，就有數名重要的奠基人物存在，同樣是牙醫的偉斯頓・普萊斯醫師所提供的原始部落傳統飲食特色的訊息就非常重要，他所觀察到的基本結論如下：

很多原始部落之所以能保有他們登峰造極的健康，是因為他們使用的是傳統留下來的飲食方法與習慣，而一旦沾上了西方精製加工食物，原有的健康佳況就迅速崩潰——這是一九三〇年代留下來的重要知識。

一九五六年羅傑・威廉斯（Roger Williams）寫了一本營養學上的經典書——《生化的個人性》[1]，此書源自他在一九四〇年代時看到人體解剖圖顯示人胃的大小、形狀都不盡相同，突然領悟到人類的內在解剖特色與外在特色一樣多樣化，他後來又發現，正常人的胃液化學成分可以相差高達一千倍，生化特色非常獨特。

進一步了解

凱利牙醫師與代謝型態營養學

下頁的表格清楚顯示出凱利醫師所發展出來的代謝定位法中，九種控制生理均衡作用的點或系統。

1 Biochemical Individuality。

表2. 基礎均衡作用控制點

均衡機制	功能
氧化系統	細胞內能量轉化
自律神經系統	代謝作用的主控制
分解／同化平衡	細胞內氧氣代謝作用
荷爾蒙系統	影響食物選擇與體重控制
酸鹼平衡	由pH酸鹼值反應控制生理均衡
前列腺激素平衡	控制發炎與免疫反應
體質型態	串連起食物的先天體質因素與代謝作用
電解質平衡	控制血液循環與滲透壓
血型	食物特殊反應作用與血型的基礎

此表在拙作《跟著博士養生就對了》有詳細的分析與介紹。

5 立即進行排毒

得到癌症是因為免疫系統被毒素壓抑住了

比爾是一位卡車司機，聖誕節前夕開車中途疼痛到無法再駕駛，送醫經核磁共振檢測，發現體內腫瘤散布的紅色區域猶如聖誕紅一般，到處都是，醫生檢測出是攝護腺癌，PSA指數是一〇四六，重金屬檢測顯示身體鋁含量很高。經濟並不寬裕的他選擇以臭氧蒸汽浴排毒，兩個月內二十一次的蒸汽浴讓PSA指數掉到六十四，監護的醫師說從沒見過這樣快產生好轉反應的病人。可見排毒對癌症病人的重要性不亞於食療或牙齒整治。

癌症的出現是因多種致因而形成（請參考前述的三十個致癌因子），特別是在末期階段，這種看法與化物（化學物質）致癌論、流行病學上末期腫瘤DNA有多重突變處的證據一貫相符。

不過，正統醫學與另類醫學相悖的一個觀點是，癌症是病因還是病果？有些另類醫者視腫瘤為身體自然的防禦機制——如莫瑞茲（Andrea Moritz）的《癌症不是病》[1]，或是意圖自我療癒的徵狀（此為順勢醫學觀點，認為腫瘤是垃圾桶，承載了身體的大量毒素；另一說是延續生命的機制作用），理由不外是延長癌症宿主的生命或避免組織器官突然崩解，這種看法也可由腫瘤組織比周遭的正常組織含有更多的毒素（同類毒理學的觀點）或微生物（癌症新病源論）的證據來獲得支持。因此，不論癌症病人暴露毒素的來源為何，立即排毒都是一項迫切的需求。

感染性與非感染性毒素

癌症是全身性而不是局部的疾病，因為身體的許多方面都涉及了癌症的形成，更何況，身體的每一部分還相互連結——連結全身的筋膜基質或結締組織（同類毒理學的觀點）與心理神經免疫荷爾蒙學的研究，在在支持了此觀點。

許多微生物與寄生蟲在傳統或流行病學、另類醫學研究上均與癌症的生成相連，例如：幽門桿菌被承認與胃潰瘍有關，甚至連胃癌和其他消化道問題也與它息息相關，因此，傳統醫學發現，只要胃癌不是太晚期，以抗生素移除幽門桿菌也可以讓腫瘤消失。同樣地，許多病毒已經被承認與肝癌、乳癌、子宮頸癌有關。

許多非感染性的物質同樣也會引發癌症，這些物質包括：能誘發基因突變的物質、能離子化的輻射線和比較微弱的電磁場。環境因素（化學物）致癌早在十八世紀即被科學家注意到，因為某些特定癌症會出現在特定的族群中，像掃煙囪工人容易得陰囊的癌症、吸毒者易得鼻腔的腫瘤、摩拉維亞地區的礦工容易得肺癌……

直到一九一五年時，山極勝三郎（Katsusaburo Yamagiwa）才根據他研究了二十年的成果，揭露煤炭焦油的萃取物可以在兔子的皮膚上誘發皮膚癌。一九四一年時，化物致癌論變成主流看法，我們可以從國家癌症機構發表的資料發現，受評估的六百九十六種化合物中，有一百六十九種在實驗動物上會致癌，但在致使人產生癌症的關聯上仍有待證實。

這種將動物數據沿用到人類身上的不確定性，不過是科學家增取研究經費、保護既得利益的利器。德國的波普教授很早就發現致癌物有一共通特性：會干擾一個特殊頻率——三百八十nm，這是啟動細胞自動修復DNA突變的頻率，DNA無法修復，自然會突變，毋須殺生做無謂的研究。

因感染性與非感染性損害而致癌的共同機制作用是**透過發炎反應**。發炎反應分成兩種，做為急性反應的發炎，會造成發燒、發冷、流鼻涕等徵狀，是身體為求解決病因的自然防禦作用，但當它變成一種長期慢性的現象，代表我們認知的免疫系統（巨噬細胞、T與B型免疫細胞）已經無法有效回應挑戰，因此長期慢性發炎——如石棉在肺臟所造成的特殊肺癌種類，足以造成免疫防禦機制的崩潰，逼迫生物以體細胞的突變來迅速繁殖、包容毒素或圍捕微生物。

此證據來自正統醫學的研究，發現**擴散性強的大腸癌細胞膜上居然有接收體，會接受大腸桿菌釋放的毒素！**

因此，癌細胞的繁殖與擴散受到細菌毒素刺激，這個現象就跟正常免疫細胞會受細胞受損所產生的趨化激素（chemokines）吸引，而跑到有問題的部位去一樣！

口腔往往是藏汙納垢的部位，從有毒牙材到感染的病灶皆是，但因醫學與牙醫的專業分家，讓需要整體治療的癌症病人得不到真正的整合性照顧。醫牙需共治的觀念可能發生在底下的實例：

整合或另類癌症醫師在幫病人螯合重金屬毒的同時，牙醫卻可能正幫病人植入有重金屬毒的牙材，接受傳統癌症療法的病人可能會因為口腔黏膜受損，傷到牙齒而去整牙……齒源性與扁桃腺的感染是所有病灶裡最大宗與最致命的，忽略不治就是姑息最需清除的有毒感染源。不過，並非所有癌症都與牙齒感染有如此強烈的關係，像前列腺癌與牙齒感染的關係就沒有如此緊密。

有毒牙材會造成非感染性損害，感染源的病灶則造成感染性損害，兩者合併會導致長期慢性的發炎作用，與癌症的生成往往有所關聯。因此，我會指引癌友在還未開始或尚未完成口腔重建時，經常做**漱口排毒**。要在癌症的摧殘下完全康復，須盡量去除癌症的致因與風險因子，也要修復受損的宿主環境，避免癌症復發。宿主環境在允許腫瘤生成上是非常重要的因素，這是任何整體醫學都支持的論點，西醫在飲食與營養上的發現也支持此論點。細胞若缺乏必需營養素，不僅酸鹼不平衡，身體也沒有能量對順勢醫療的微妙藥方起療效，患者必須適當補充營養補充品與礦物質來彌補營養的不足。

拉烏醫師認為逆轉癌症最重要的關鍵是深度的排毒，癌友必須努力排毒，方法分為兩大類：(1)排掉重金屬與化毒，(2)消滅感染源。

排除重金屬與化毒

以下方法依人體器官或毒素種類而歸類，例如：口服重金屬螯合藥物或食物螯合治療（清完牙齒金屬牙材後再全面啟動，最好配合整合醫學醫師執行）、順勢醫學的口服淋巴引流或器官引流治療（可以先做，有些順勢醫學與整合醫學醫師可以獲取此類酊劑）、黏土浴皮膚排毒（慢慢加入，從短時間增加到半小時）、桑拿浴皮膚排毒（從數分鐘增加到三個小時）、其他各式各樣的皮膚流汗排毒、口服清腸草藥與大腸水療清大腸（經常做）、口服卵磷脂（膽汁的成分之一）與魚油或亞麻仁油幫肝膽排毒（搭配纖維素防止毒素在大腸再被回收，可以天天做）、咖啡與綠茶灌腸的肝膽排毒（可以天天做）、口服與灌蓖麻籽油排油溶性肝膽毒（視狀況而定）、口服蘋果果膠（水溶性纖維）與洋車前籽粉（非水溶性纖維）清大小腸（天天做）、各式呼吸幫助淋巴流動與排揮發性毒（天天做）、清水或蔬果汁斷食清全身（視狀況而定）。[2]

重金屬毒的防治（以汞為例）

從過去一千年至今，環境中的重金屬毒與持久性有機汙染物增加了一千倍以上，其中一半是最近一百年增加的！美國科學家報導指出，他們發現抹香鯨體內有高量的鎘、鋁、鉻、鉛、銀、汞與鈦。數據來自二〇〇〇年到二〇〇五年八月間長達五年與十四萬公里的航行，此研究耗費五百萬美元，以組織採樣器從將近一千隻抹香鯨採樣。

跟人類一樣，抹香鯨位於食物鏈的最頂端，雖然不知道其體內毒素來自何方及何物，但是從雄性抹香鯨的鯨脂取得的採樣可知，南北極雖無重工業，但在此地形成的鯨脂中卻可發現重金屬殘留，因此可確信重金屬已從其他地區流入南北極。

「最大的驚奇是鉻的發現，那是非常震驚的事，之前從來沒有人關注它。」該報導如此表示。鉻使用於不鏽鋼、油漆染料與皮革的鞣製，會在常使用鉻的從業人員身上引致肺癌。

此外，太平洋、大西洋、印度洋抹香鯨的汞含量從一至十六ppm範圍都有，比美國所允許的最高安全含量一ppm都來得高。最近臺灣頂新的餿水油也被測出含鉻與鉛！

人類所受到的重金屬毒暴露可能包括：

- 中西藥與醫療器材，包括小兒驚風散（硃砂）、雄黃（砷）、紅藥水（硃砂）、顯像液、汞齊（汞、銀、銅、鋅）與疫苗（柳硫汞、鋁）。

進一步了解

重金屬檢測法

尿液（重金屬）螯合挑釁檢驗法是用來衡量長期慢性病族群有毒元素的負擔。病人口服螯合劑，激發重金屬釋放，再於六小時後收集尿液。重金屬採樣檢驗法一般用ICP-MS。採樣可以包括：血液、（聚集的）紅血球、尿液、頭髮、手指甲、腳趾甲、汗。

‧職業與娛樂上的汙染，包括冶金、焊接、抽／嚼菸、衣服的阻火劑、瓶裝水。
‧使用於室內環境或農業的殺黴劑、農藥、殺蟲劑（殺福壽螺的有機錫）。
‧有重金屬汙染的玻璃、瓷器；水與空氣汙染（煙囪工業、煤炭、火力發電）。
‧食物來源，包括魚（汞）、禽畜類（砷）、含鉛糖果紙。
‧美白化妝品。

重金屬毒無處不在，汞毒便是重金屬毒的最佳例子。汞隨處可見，大型魚、疫苗、汞齊、燒煤炭、火山爆發、冶金、電池、溫度計、化妝品……而且排除不易。汞的過度使用讓它在環境與人體中循環不已——中國的汞可在南投深山的監測站測得，美國每年更是有三百噸的汞排入環境中。

表1. 有汞暴露風險的職業

電池製造業	製藥廠
氯氣製造業	研磨業
苛性鈉製造業	製氈和製革業
日光燈、水銀燈生產業	烘燻業
電燈開關製造業	牙醫及牙科從業者
氣壓計和壓力計生產	有毒廢棄物處理人員
水銀溫度計製造業	實驗室工作人員
炸藥製造	墨水製造業
氯乙烯（塑膠）製造業	油漆和色素製造業
電鍍業及冶金業	油漆匠
礦工（硃砂礦、煤礦）	紙漿廠
化妝品製造業	含汞農藥生產

進一步了解

乙基汞

有關乙基汞的毒理資訊很少，但因其脂溶性比甲基汞更高，很快就會被腦神經細胞從血液中收取，進而在細胞內轉換成二價汞離子，二價汞離子無法穿過細胞膜，只得積存於細胞內。汞的細胞毒性是由二價汞離子產生的，甲基汞和乙基汞（有機）以及汞元素（無機），進入細胞內均會轉換成汞離子。

更令人擔憂的是，**重金屬間的增強作用**相當難以預測，比方說，汞與鉛的增強效果是一百倍，但其他重金屬之間的增強作用則不得而知。

口中的汞毒

口中有十顆汞齊者每天由糞便排出的汞量非常可觀，若將所有人口累積起來，每年的量將更為可怕，據估計，其量可以匹敵美國牙醫每年植入的汞齊量。二〇〇一年美國每年使用的汞齊估計是四十四公噸，占該年純化汞總使用量二百公噸的兩成以上。先不管汞齊對人體有害與否，單單其排放的廢水以及對環境的可能汙染就已經值得我們重視並三思。

史德特貝可博士（Patrick Stortebecker）對人體解剖學有非常深入的研究，並在《汞齊的汞中毒：對人腦的禍害》[3]中闡釋為何汞齊對人腦而言是個大禍害。

他指出，汞齊的汞可由三叉神經進入腦部，也能由牙髓進入沒有瓣膜的顏面骨頭靜脈系統，流向頭顱基底，再流入腦內。

疫苗的汞毒更可怕

另一種我們可能會接觸到的汞毒，即疫苗中的汞，且是比甲基汞更毒的乙基汞！疫苗中常含一種叫做柳硫汞的防腐劑，是一種水溶性、奶白色的結晶粉末，會在人體內分解成乙基汞和硫柳酸鹽（thiosalicylate）。

一九九九年，美國小兒科學院和公共衛生服務署首度公布汞基防腐劑應從疫苗中移除，但到了二〇〇四年，汞基防腐劑依然存在若干疫苗中——如流行感冒疫苗，而政府又鼓勵孩童在感冒流行期前施打流感疫苗！

最詳細的傷害記載披露於大衛・克比（David Kirby）的重量級報導《傷害證據》[4]一書，其結論是：疫苗專家、醫師、相關官員忙著批准疫苗，卻忘了做最簡單的加減乘除，待災害發生後，才知道按表打疫苗的二歲小孩一共會施打**高達兩百六十七毫克的汞，遠超過〇・五毫克的安全劑量**。

基於增強作用，汞基防腐劑與疫苗中的鋁應被考量可能會造成嚴重的腦神經及全身的傷害。研究還顯示，有一些小族群因無法排除汞，因此比一般人更容易受傷，他們可能有容易受汞害的基因存在——

提醒癌友在治病期間絕對不要打疫苗！

海鮮的汞毒問題與解決方案

住在格陵蘭奎那格（Quaanaag）的居民是地球上受化學汙染最嚴重的人。奎那格在北極圈以北，無任何汙染工業，但居民血液中的汞是美國建議限量的十二倍，他們體內的汞來自於受世界工業化汙染的鯨魚、海豹、魚——正好是他們的傳統食源。奎那格的現況證明汞汙染已遍及全球！

江守山醫師說：「吃魚是最容易透過飲食促進健康的具體方法。**吃魚能減低癌症發生率**，多魚少肉改善健康，吃魚可變聰明、抗老化，還能減少憂鬱和沮喪。」

然而，根據國內海洋大學、屏東科技大學和臺灣大學等學術機構發表的研究報告可發現，臺灣海產的汙染十分嚴重，許多養殖魚產的重金屬含量幾乎是世界第一，不但銅、鋅超量，甚至含有致癌的砷、侵害神經的汞等；魚產的人工添加劑也相當嚇人。此外，臺灣沿海魚源枯竭，很多漁獲來自中國大陸，問題更多也更需小心。想了解吃魚的好處與忌諱，可閱讀江醫師寫的《江醫師的魚舖子》。

賀金斯牙醫甚至警告對汞很敏感的病人遠離海藻、海鹽等物。**癌友治療期間最好不吃海產，如果想吃，一定要服用綠藻抗毒或買無毒安全的漁產，沒辦法遵從者就選小條魚吃，但要遠離所有河口的魚種，臺灣所有河流皆已受到汙染，而河海交叉口的汙染最高。**

汞的危害

汞毒會助長細菌、癌細胞的抗藥性，導致癌細胞持續發展，它會破壞新陳代謝、荷爾蒙作用、免疫

進一步了解

牙床會囤積重金屬毒

克林哈特醫師轉述德國毒理學家鄧德爾（M. Daunderer）的重要發現：從死體取樣發現，所有吸入的毒素皆貯於齒槽骨的牙根附近。釋出汞蒸氣後被吸入的汞齊會以明亮螺旋狀存在牙根附近，或以白色切片狀存於後臼齒根間，在上顎鼻竇底部則以柔軟且邊界模糊、寬廣的湖狀存在；黃金以明亮堅硬的條狀貯於牙根附近，也在上顎鼻竇底部以明亮堅硬的寬廣湖狀存在；鈀則積於牙根，讓牙根外形模模糊糊，好像溶化掉似的，「鈀金湖」在上顎鼻竇底部以一條或更多平行的條狀存在，通常存在汞齊層之下；其他鋁、鉍等金屬則以軟白點存於牙根四周或牙頸。

鄧德爾醫師發現，不同毒素貯於齒槽骨的不同部位，如溶劑、甲醛大都貯於下顎骨；汞齊的成分貯於上顎與上顎鼻竇，在極嚴重者會貯於下顎上升到顳顎關節處；金牙套的鈀金則大抵貯於上顎；其他牙材則積存較少。此外，毒素、農藥和煙毒也會在齒槽骨留下痕跡：農藥以湖狀積於下顎上升的部位，周邊明顯呈白色；煙毒則在齒槽骨的血管積存。

鄧德爾醫師還認為，齒槽骨感染只是表象問題，真正的癥結是，這些部位成了專門積貯吸入毒素的小「垃圾桶」，必須清掉，骨骼才會生長癒合。他建議手術區先不縫合，留下棉布吸毒，他甚至曾在留置二十四小時的棉布裡發現吸附了高達二十ppm的汞。

靈性導師奧修臨終前曾告訴弟子，人類牙根附近儲存著累世意識的記憶，我很贊同此說。從鄧德爾醫師的發現加上奧修導師提供靈性印痕的感知，可知健康應是靈肉一體的。

力和基因，而新陳代謝脫掛會使腺體能源生產效率降低，容易疲勞。

另外，汞會附著於小分子，使分子結構變形，容易導致免疫問題。它同時也是酵素抑制物，會干擾很多重要的細胞功能。

汞會製造自由基，破壞氧化還原狀態，更會累積在製造脊椎液的脈絡叢，並聚集在腎臟排毒的亨雷氏蹄系，降低器官功能。

汞對二肽酵素（dipeptidyl peptidase IV，DPPIV）有強烈的抑制作用，此酵素與消化分解牛乳蛋白（casein）和麥膠蛋白（gluten）有關。在一研究中發現，病人血液及尿液中往往有高於常人的β-牛乳嗎啡肽—七（casomorphin-7）濃度，此物有嗎啡般的刺激作用，是牛乳蛋白分解過程的胜肽產物，禁吃乳製品後，這些病人的病情便見改善。

排汞抗老與治病（包括癌病）的簡易方程式

毒進（低）—出（很高，排毒）＝降低毒素負擔

- **汞蒸氣：汞齊**。防治方法：移除或不使用含汞齊的牙材。
- **甲基汞：魚**。防治方法：吃經過檢測身分的魚或不吃魚。
- **乙基汞：疫苗**。防治方法：不接種、鍛鍊身體。

汞的藥物治療方式

主要治療方式是使用金屬的螯合劑EDTA、DMPS或DMSA三種。DMPS（Dimaval）是臺灣衛生署批准的藥物，使用方式有口服及注射兩種，並經由腎臟及膽汁排出。缺點在於靜脈注射會引起低血壓，因此必須慢慢施打，最少五分鐘以上。優點如下：

(1)藥物動力學的研究清楚，使用上安全無虞，(2)使用DMPS做汞的移動測驗，可以精確的診斷出中汞毒病患。

DMSA則是衛生署核可的新近螯合劑。也有臺灣醫師有未公布的數據，顯示癌症病人接受EDTA螯合治療時，比較容易治療成功——可能跟身體的重金屬負擔有關。在美國可以不用醫師處方就買到EDTA肛門塞劑，三顆塞劑等於一次靜脈注射，無法負擔數萬元的螯合治療療程者，可以自行網購與自療。

重金屬慢性中毒的治療要點

治療的三要點是：小劑量、間歇用藥、長期用藥，具體措施按照病情需要決定用藥狀況。

週期性治療法

許多整合醫學醫師認為用週期性而非持續性的整合治療方式比較好。每一週期的重金屬整合排毒治療可以分成四個階段：(1)動員期，(2)螯合期，(3)後螯合期，(4)穩定期。

- **動員期：**病人服用低至中量的口服食物螯合物（如：香菜、綠藻），把重金屬毒由身體較深層的藏毒處趕到較容易螯合的地方。
- **螯合期：**病人服用中至高量的口服食物螯合物，幫助處方螯合劑的使用。
- **穩定期（不排毒或休息期）：**病人服用低劑量的口服食物螯合物，使身體狀況穩定而不再惡化。

在螯合治療後，可以立即對病人施行復健幫助排毒，加以由靜脈注射補充維生素與礦物質，此為循序漸進的良策。為了對抗自由基引起的病理，並供應具氧化力的重金屬足夠的電子，會持續或週期性的給病人補充抗氧化劑。富含抗氧化物的補充品包含大蒜精、維生素C和E、硒、松樹皮萃取物、綜合胡蘿蔔素、蝦紅素、穀胱甘肽或其前驅物，以及一些綜合抗氧化物配方。

為了幫助重金屬排毒，有時也會利用一些物理治療來幫骨骼肌肉系統復健、幫助皮膚排毒。**皮膚是全身最大的器官，提供快速排毒的通路**，遠紅外線桑拿浴、黏土浴、氧氣蒸氣浴都是皮膚排毒的好選擇。表2顯示，汗比尿更能排毒。

汞的排除可利用以下中草藥：紅景天、黑靈芝、牛樟芝、穿心蓮……除此之外也有其他的好方法。

表2. 汗與尿液的重金屬排毒量

	鉛（μg）	鎘（μg）	鈷（μg）	鎳（μg）	銅（μg）
汗	84	6.5	1.2	32	0.11
尿	4.9	0.65	0.6	3.1	0.01

著名的整合醫學醫師克林哈特博士現今喜用色彩療法來促進毒物從排除不掉的地方釋出，其他使用的輔助品則包括綠藻、香菜精和乳清蛋白（whey），以增加穀胱甘肽在人體內的製造，再加上物理性的療法，像遠紅外線桑拿浴及其他溫和的三溫暖、跳床等等。他表示，DMPS和DMSA是不得已才用的。此外，他還發現電磁波會阻擾重金屬毒的排除。**汞特別會與微波共振，腦中汞毒多的人要少用手機**，即使使用的手機是低微波的型號，劑量累積還是會產生影響。

潘念宗醫師發現地瓜葉可以強效排汞，正好印證了一般人深信地瓜葉可以排毒的說法。

賀金斯牙醫則發展了一些高度易吸收的礦物質、維生素和酵素營養補充劑來幫助排毒，分別是：⑴多種礦物質，⑵酵素，⑶多種維生素，⑷維生素C，花費都很低廉。而透過送往美國的血液檢測來做個人化的營養補充法，花費並不便宜，臺灣只有天母的王普仁牙醫師採用此法。

礦物質缺乏其實是汞中毒的禍害，而缺乏之後又會造成排汞困難，故需補充礦物質；同理，若病人有維生素和酵素匱乏，也需補充。

此外，微生物感染也會阻撓重金屬毒的排除。特定病毒、細菌、黴菌、寄生蟲的感染與癌症的生成有關：寄生蟲感染會加速癌細胞成長及擴散，被殺死時還會釋放很多毒素；酵母菌、真菌、黴菌會造成腸炎、腸漏症等，阻撓重金屬毒透過肝膽、大腸的排除；微生物感染過量會對免疫系統造成極大負擔，大部分的免疫系統位於腸胃道中，害菌及食物過敏原會使免疫系統不堪負荷。所以，感染源的控制對重金屬排除也會有幫助。

溶劑防治與持久性毒素的袪除

另類醫學領域從芙兒達・克拉克（Hulda Clark）博士的理論得知：異丙醇和苯、正己烷、氯仿等其他溶劑會破壞人類腸道吸蟲——勃司基氏薑片蟲（Fasciolopsis buski）卵外的硬殼，導致此蟲移居至肝、胸腺、前列腺、子宮等處，造成禍害，此蟲原本只會在腸道造成細微的損傷，但進入身體深處後，便會釋放毒素促進癌細胞成長。

從臨床研究上，克林哈特博士認為克拉克博士的「溶劑／寄生蟲」理論是對的。他發現病人在避開溶劑二至三週後，自律神經反應測試法就能測到寄生蟲，此時改用殺蟲草藥會更有成效。西方的殺蟲法是使用蓖麻籽油、新鮮黑核桃皮萃取物、茵陳蒿、丁香等，西藥也有殺蟲藥，亦可運用。中藥則使用君子、檳榔、川楝子等，有顯著的驅蛔蟲作用；檳榔、南瓜子、雷丸等有顯著的驅絛蟲作用；常山、青蒿等具有顯著的抗瘧原蟲作用。克林哈特博士認為，寄生蟲跟念珠菌同屬投機性感染，是其他更具傷害力的身體毒素——如重金屬——暴露後的次要後果。他在臨床上觀察到，汞齊存在時，怎麼治療寄生蟲跟念珠菌都無效。

克拉克博士則發現，病灶的存在會阻擾寄生蟲的徹底清除。他還發現，溶劑最容易損傷的並非寄生蟲卵的卵膜，而是我們自己的細胞和神經鞘膜，這與溶劑熟為人知的神經毒性吻合，相關徵狀包括運動失調、癱瘓、記憶力衰退、記憶力喪失。持久性汙染物總稱POPs（Persistent Organic Pollutants），包括殺蟲用的環境荷爾蒙（農藥、除黴劑、殺恙蟲劑）、抑制乙醯膽鹼的有機磷酸殺蟲劑、鹵化農藥、溶劑殘餘物、氯化物（四氯甲烷、二氯甲烯、二氯乙烯）、其他鹵化物（如製鐵氟龍的PFOA氟化物、溴化物、碘化物）。塑化毒素、多氯聯苯與農藥等化學物質具有一個共通性，它們都是環境荷爾蒙，簡單來說，就是具有雌性激素的作用，會干擾性功能與生殖機能。

自然療法排毒

避忌替移是避免持久性汙染物最好的方法，排毒時也可以使用**脫敏法或能量儀器製造反波**來中和毒性，加速排除。日本研究發現，**纖維**與**綠藻**可以排強毒戴奥辛，應該也能排其他毒性比較弱的汙染物。綠藻可以排除數種重金屬毒，比起藍綠藻與螺旋藻，是更佳的排毒佳品。綠藻建議空腹吃，可漸進式地增加到比較大的量，最高可達二十五公克而無礙，但一定要多喝水避免便祕。美國補充品公司Thorne Research的Solvent Detox或Pesticide Protector可幫助排出溶劑與農藥。

卵磷脂可幫助排油溶性毒，中和維生素C粉末（一至二茶匙）就是最佳的解毒劑——檢查癌症病人的尿液，往往可發現有維生素C缺乏的情形。乳薊與α-硫辛酸則可幫助解肝毒。此外，把家打造成SPA館，使用桑拿浴、臭氧蒸氣浴、藥浴，洗黏土浴或泡腳也都有助於排毒。

塑化劑的問題

塑化劑是環境荷爾蒙，近年來也成為許多黑心食品事件中的主角，不肖商人會在起雲劑中添加有害人體的塑化劑如DEHP、DINP、DnBP，不只是果汁、飲料遭汙染，就連（高糖）果醬、益生菌粉、保健食品等眾多產品也因此遭受波及、下架回收，影響層面廣大，時間更長達二十年以上，簡直比三聚氰胺更恐怖。

塑化劑的排解

塑化劑的排解方法**首重避毒**，不要再吃進含有塑化劑的食品——通常是**加工過的食品與飲料**，所以吃未加工的新鮮有機粗食就可以避開塑化毒。要記得的是，有些農藥也具有雌性荷爾蒙的活性，所以有機的比較讚！

吃進體內的DEPH大多數會被吸收，毒性來自於其主要代謝物，次要代謝物則毒性不明，因具有油溶性的性質，會囤積於脂肪中；檢測屍體時確實會發現脂肪組織藏有DEPH，因此人們減肥時，脂肪就會釋出DEPH。平時，膽汁會幫助排出DEPH，想要排DEPH，除了攝取富含纖維質的粗食，也可多吃富含卵磷脂的食物幫助肝膽排毒：油溶性毒會跟隨卵磷脂與膽汁排入大腸，膽汁則通常會在大小腸被身體回收利用；藉由纖維素的吸附可以減少膽汁回收率，讓更多的油溶性塑化劑得以排出體外。

由於大多數的塑化劑在幾天內就被排出體外，**多喝水就成了一種必然的解毒法**。對於油溶性高的塑化劑，則建議以桑拿浴大量排出油性的汗，將之清出體外。頭露在外的箱型桑拿浴能慢慢加溫讓核心體溫增高至排出油脂，此時油溶性毒就會透過油脂腺排出。

國外有許多研究發現，許多腦神經病變可藉由長期的桑拿浴治療獲得大量的癥狀改善——腦神經富含油脂，最容易因囤積油溶性毒而受損；排完汗後，絕對要補充礦物質／電解質，以補充隨著排汗流失的有益礦物質。

毒素在體內的代謝，一般依靠的是肝臟解毒酵素的能力，多吃有顏色的新鮮蔬果，並補充奶薊、綠茶、迷迭香、薑黃、綠藻等營養補充品，能刺激第一與第二階段解毒酵素，幫助排出塑化劑。平時就多吃有機新鮮蔬果並力行排毒生活，就能有利於所有毒素的排除，不要等到毒害發生後才來補救。另外，找出並杜絕這些環境毒素的汙染來源，也是治病的要項之一。

消滅感染源

體積比細菌還小的感染源有DNA病毒、RNA反轉錄病毒和普里昂（一小段非DNA或RNA、但能引發致命神經退化性疾病的傳染性蛋白質），感染力很強。

常見病毒包括：流行性感冒病毒、艾迫史汀巴氏病毒、巨噬細胞病毒、泡疹病毒、小兒麻痺症病毒、肝炎病毒、肺炎病毒、乳腺病毒、性病病毒、腸病毒／口蹄疫病毒、禽流感病毒、非典型呼吸道症候群病毒、卡克塞基氏病毒、腦炎病毒、愛滋病病毒。C肝病毒很容易發展成慢性肝炎與肝硬化，甚至肝癌；人感染C肝病毒後，脂肪很容易在肝臟囤積，日本研究員發現肝臟的脂肪滴是C肝病毒很重要的增生場所，C肝病毒增殖與肝臟脂肪聚積很容易形成惡性循環。

感染源的自然療法

在歐美整合醫學，臭氧大自血療法（用自己的血液在體外無菌狀態混合臭氧後，打回自己血管）與高劑量維生素C靜脈注射是清除病毒的常用方法。此外，有很多草藥和其他天然物會抑制病毒繁殖，有助於避免或治療傷風、感冒和任何病毒感染。

許多中草藥則具有抗病毒、抗菌驅蟲、清熱解毒作用，能抑制或消滅侵入體內的微生物和寄生蟲，防止疾病的發生，提高身體的抗病力。**淫羊藿**、**白芍**、**絞股藍**（**七葉膽**）、**黃耆**、**蒲黃**、**枸杞**等中藥具有劑量依賴性的雙向免疫調節作用，意即：服用小劑量或低濃度時，可以促進身體的免疫功能，大劑量或高濃度時則會抑制身體的免疫力。

紅景天對內分泌系統有雙向調節作用：雙向調節腎上腺激素、性激素等分泌。

甘草解熱毒及化學性毒素，**綠豆**能解砷毒與針對發炎反應清熱瀉火，**黃連**能解熱毒、消炎抗菌，**紫蘇**解魚蟹毒，**薄荷**解熱毒（如頭昏、頭暈），其他像**絞股藍**、**刺五加**、**人參**、**冬蟲夏草**、**川七**、**茵陳蒿**等，則具有抗氧化作用，可算是間接性的解毒。

不過，著名中醫師陳潮宗強調，**單方藥物吃多並不好，甚至會有副作用**，故不可因為以上中藥食療有解毒作用就長期偏用某一藥。此外，過度服用某些具清熱作用的中藥，可能會抑制身體對病毒或細菌的免疫反應，因此最好經合格中醫師處方用藥較安全。

至於扁桃腺感染的治療，則可向中醫師請教對咽喉腫痛有效的中草藥，如**甘草**多與**金銀花**、**連翹**等清熱解毒藥配伍；**桔梗**、**牛蒡**等配合應用於咽喉腫痛，有清熱利咽的功效。**板藍根**是大青葉的附藥，主要功效為清熱解毒、涼血。**大青葉**臨床常與黃連、梔子、赤芍、丹皮、升麻等同用，也常用於咽喉腫痛、口瘡、腫毒等症。**薄荷**對於緩解咽喉紅腫熱痛也有顯著作用。

臨床實驗證實，**絞股藍**對多種化學致癌劑具有明顯的破壞作用，能抑制腫瘤的形成，且具有抗氧化作用，能促進冠狀動脈流量和增加耐力等效果，可降低血壓、外周血管阻力、腦血管阻力和冠狀動脈阻力而降低心肌耗氧量、減慢心率、抑制血小板的聚集和縮小心肌梗塞範圍。所以對有上述徵狀的癌症病人有益。

可抗感染源的中西方自然藥物

- **黃耆（Astragalus）**：其多醣體有抗病毒的活性，還可以誘導能抗病毒活性的干擾素生產。在實驗動物上有抑制柯薩奇病毒（cocksackie）複製的效果。黃耆能加強心臟收縮作用，若因中毒或疲勞使心臟衰竭時，其強心作用更加明顯。黃耆也具有擴張血管的作用，並能促進全身血液循環及供給人體所需的營養物質，也能降低高血壓、治療糖尿病、高血脂症、冠狀動脈硬化以及心肌梗塞等症，此外亦被證明有利尿及治療尿蛋白的功用，對於腎炎也有相當的療效。據研究得知，黃耆能保護肝臟，對許多種細菌有抗菌之作用。
- **黃芩**：煎劑在體外有較廣的抗菌譜，對傷寒桿菌、痢疾桿菌，綠膿桿菌、百日咳桿菌、葡萄球菌、鏈球菌、肺炎雙球菌、腦膜炎雙球菌等均有抑制作用，對流感病毒、鉤端螺旋體及多種致病真菌亦有抑制作用。在實驗動物和人體外實驗顯示，能抑制HIV病毒的複製能力、抑制流感病毒體內複製的能力、抑制人類疱疹病毒第四型（Epstein-Barr virus）複製的能力——此病毒與某些腫瘤的發展有關。

- **黃連（Goldthread, Coptis chinensis）**：有很廣的抗菌範圍，對痢疾桿菌、傷寒桿菌、綠膿桿菌、大腸桿菌、白喉桿菌、百日咳桿菌、結核桿菌、葡萄球菌、腦膜炎雙球菌、溶血性鏈球菌、肺炎雙球菌、霍亂弧菌、披衣菌、白色念珠菌、細胞內分歧桿菌等均有較顯著的抑制作用；對鉤端螺旋體、阿米巴原蟲、滴蟲、流感病毒及多種致病性皮膚真菌也有抑制作用。其中，對痢疾桿菌的抑制作用最強，並能增強白血球的吞噬能力，又有降壓、利膽、解熱、鎮靜、鎮痛、抗利尿、局部麻痹等作用。黃連主要成分是異喹啉生物鹼，其中小蘗素能抑制細菌的碳水化合物代謝、蛋白質合成，以及核酸的結合，抑制其繁殖；小檗鹼及其一些衍生物具有抗癌作用，而小蘗素生物鹼能抑制RNA腫瘤病毒的反轉錄酵素，被證明有抗病毒的能力。
- **板藍根（Isatis tinctoria）**：其廣效殺菌力，對金黃色葡萄球菌、傷寒桿菌、痢疾桿菌、沙門桿菌和溶血性鏈球菌有效。其多醣成分能在實驗動物上增加脾的重量和周邊白血球數量，增強細胞性和體液性免疫能力；成功地用於治療B型腦炎、避免腮腺炎流行病理的爆發，在急性傳染肝炎上則能加速肝功能的修復。板藍根、金銀花、連翹和某些方劑對一些病毒性疾病也有一定療效。
- **甘草（Licorice, Glycyrrhiza glabra）**：在體外實驗能抑制腦炎病毒；可降低感染致命量流感病毒的實驗動物之罹病率和死亡率。能抑制幾種不相關DNA和RNA病毒的複製，及病毒在細胞內造成的病理，同時能不可逆地阻止單純泡疹病毒顆粒的活性。含十六至十八%甘草素的萃取物更有藥效。

- **穿心蓮：**煎劑對金黃色葡萄球菌、綠膿桿菌、變形桿菌、肺炎雙球菌、溶血性鏈球菌、痢疾桿菌、傷寒桿菌均有不同程度的抑制作用，還有增強人體白細胞對細菌的吞噬能力。
- **廣木香：**可抑制傷寒桿菌、痢疾桿菌、大腸桿菌及多種真菌。
- **山楂：**山楂內的黃酮類化合物——牡荊素是一種抗癌作用較強的藥物，山楂萃取物對癌細胞體內生長、增殖和浸潤轉移均有一定的抑制作用。
- **蜂膠：**含有黃酮類（高良薑素galangin、山奈酚kaempferol和槲黃素）和酚酸的酯類，其殺菌作用來自於所有成分的相互增強效應。人類從古即知蜂膠是最自然的抗生素，世界衛生組織亦承認其自然療法；無副作用，對抗藥性細菌亦有效。在體外實驗顯示，有殺蕈菌、格蘭氏陽性菌和一些病毒的能力，此外還有抑制HIV-1和人類流感病毒A型（H1N2）的能力。
- **鋅：**參與細胞和體液免疫功能的所有層面，對小孩子與年老者特別重要。鋅有助於胸腺荷爾蒙恢復較高量的生產、抑制病毒複製，還可抑制人類鼻病毒引起的呼吸道黏膜發炎和感染。
- **椰子油：**椰子油常被醫界指控會造成高膽固醇和冠狀動脈問題。其實椰子油中富含月桂酸的三甘油脂會在消化過程中，被分解成具抗病毒活性的單甘油脂——據卡巴拉和戴立特教授（Jon Kabara and Conrado Dayrit）所言，單甘油脂是最上乘的天然抗病毒劑之一。

進一步了解

傳輸因子提升免疫力

無論人們採用任何方式或方法來處理癌症，自身的免疫力都扮演著關鍵的角色。免疫系統若健全，自然容易維持健康。然而，可提升免疫力的東西雖然很多——就如同車子和飛機，雖然同樣可以做為運輸工具——但在應用上的差異就很大。

人體內有一種免疫的校正因子，稱為傳輸因子，是細胞間抗原性相關免疫訊息的溝通者，可將訊息從供應者傳輸至接受者。它是經由細胞免疫協助身體免疫作用及相關功能。傳輸因子來自單核細胞，能攜帶免疫細胞所反應之抗原特異性訊息，並且經由細胞免疫的途徑支援及改善免疫功能。哺乳動物（包括人類）的傳輸因子，都是微小的分子，分子量介於三千五百和一萬道爾頓之間。傳輸因子是由四十至四十四個胺基酸所組成的多胜肽，有一個保守區域和一個可變區域。從分子生物學的角度來看，兩者的屬性類似抗體，但傳輸因子的細胞免疫功能（CMI）及非特異性免疫活性幾乎完全不同於抗體。此外，這個分子量小於三千五百道爾頓的分子可調節免疫反應，但不會傳輸遲發型超過敏反應（DTH）。

傳輸因子的製劑中含有兩百多個不同的多肽分子，其分子量通常小於一萬道爾頓，每個蛋白質都可能含有大量多樣的抗原補體（epidotic）。這些抗原特異性因子由單核球合成，儲存在細胞質或細胞膜上。大量證據顯示，傳輸因子的主要生理功能是吸引致敏淋巴球並進一步使其對抗原產生特異性的抗體。這些（被激活）致敏T-淋巴球啟動細胞免疫功能（CMI）的活動，從而促進抗原刺激部位的局部免疫，而且也擴大到整個身體的免疫反應。

傳輸因子利用B-細胞對抗原產生免疫反應的作用尚未完全清楚，但臨床研究報告指出，在傳輸因子投予期間，體內會增加一些特別的抗體，如IgA和IgG數量。

臨床研究顯示，傳輸因子能展現出獨特的能力，可將遲發型超過敏反應（DTH）和細胞免疫功能的促進能力，從一個致敏的捐贈者身上轉移給未被免疫者。這種抗原特異性的效應是有前例可循的——一九五〇年代，傳輸因子之父勞倫斯博士（Sherwood Lawrence）將肺結核病患的免疫力透過白血球的萃取液轉移給他人。很可能是通過激活T-細胞上的CD3-抗原位，增加巨噬細胞活性和白介素（interleukin）的製造，以增強自然殺手細胞的功能。

另外的實驗數據顯示：冬蟲夏草可提升自然殺手細胞活性到二十八%，添加了其他增強自然殺手活性的物質之傳輸因子複方則可達四百三十七%！因此在癌症治療上也有顯著結果。

卡巴拉教授指出，有許多美國診所正在研究使用單甘油脂能否控制數種病毒傳染病——包括HIV和C肝病毒。除了HIV病毒外，關於單甘油脂在牙科、胃潰瘍、生殖器泡疹等領域運用的科學文獻也正急速增加。純化的單甘油脂具名為月桂脂殺劑（lauricidin®）而非單月桂酸脂（monolaurin），一般商業來源只有四十五至五〇%的純度，也無抗微生物效力。

卡巴拉教授表示：「醫學史上，很少發現一個物質能有這麼好的療效，同時又無毒，甚至無有害的副作用。」早在一九九七年，就有報告顯示（非來自臨床實驗），椰子油有控制HIV病毒的能力。椰子油會破壞具脂肪成分的病毒外殼，然後殺死病毒。因此，椰子油不僅安全，還有治病的療效。

- **益生菌：**指的是正常存在消化道的有益細菌，為消化功能正常運作、維生素K的合成、避免酵母菌感染和病菌成長所必需。長期使用抗生素會使免疫系統受到壓抑，同時會殺死絕大多數（九九%）的益生菌。腸胃道是身體過半數的免疫系統所在，一個健康、菌落平衡的腸胃道對免疫系統有提升的作用，還能制止病菌滋生——使用益生菌有利於改善消化功能和身體整體健康。

新聞節目《六十分鐘》曾報導**細菌抗藥性**的嚴重程度。自弗列明醫師發現第一個抗生素盤尼西林至今已六十年，醫生開抗生素治療各種疾病，從肺炎到腥紅熱，無所不開。但科學家警覺到，如此濫用抗生素，細菌也有了對抗之策，最新的抗藥菌是「耐甲氧西林金黃色葡萄球菌」（MRSA），此超級葡萄球菌所造成的感染非常嚴重，能在幾天內致病人於死地。

醫生首次在一九六〇年發現MRSA，醫界為了控制此菌蔓延已頭痛多年。金黃色葡萄球菌具有獨特的蛋白質PBP2a——位於細胞膜中——有協助抵禦抗生素的關鍵作用。不過，若把MRSA放在**綠茶**中，它會變回比較脆弱的型態，此時就能以抗生素殺死它。綠茶中的有效成分是兒茶素，但它很快就會被身體代謝掉，所以得配上其他「天然抗生素」如蒜精與肉桂，並持續服用。此外，佛光大學的楊玲玲教授最近發現原住民的草藥對殺MRSA也有療效。

- **肉桂加蒜精**：在民俗療法中治傳染用的，英國的科學家奈鳩・普蘭姆博士（Nigel Plummer）研究證實，蒜精與肉桂可殺死所有害菌，包括有抗藥性的細菌，但益生菌不受蒜精與肉桂的影響。
- **匍扇藻（Lobophora variegata）**：亞特蘭大市的喬治亞科技中心的科學家從常見的匍扇藻中分離出一種強效的抗黴菌素，解釋了為什麼有些海藻、海綿和珊瑚可以避免被蕈菌和細菌感染。

- **（淡水）綠藻：**除了排毒、補充營養外，綠藻亦含有天然的抗生素。
- **初乳：**直到最近，初乳才被確認除了含有抗原體之外，尚存在著免疫系統的傳輸物質，其中最重要的就是**傳輸因子（transfer factor）**。傳輸因子並不會導致過敏反應，更不需存在於同物種中，這代表牛初乳中的傳輸因子可在人體，甚至雞隻中產生和牛體中一樣的功能。傳輸因子抗氧化、教育及平衡人體免疫系統的功能對癌友有幫助——過敏是免疫系統太過於敏感，而癌症則是免疫系統太過遲鈍所造成，只有平衡的免疫系統才是真正健康。

《免疫傳輸因子》[6]一書詳細記載此類人體化學物質的所有相關科學文獻，包括癌症治療與傷口的癒合。臨床上曾記錄，在食療與傳輸因子一起進行下，可將病人的自然殺手細胞量提升至四〇〇%以上。美商福萊生醫的傳輸因子來自兩種來源（初乳與雞蛋），療效比其他品牌高。

- **苦瓜：**其果實、籽、葉、花、莖和根在中醫上皆被用於治療腸道感染、促進胃口、降低糖尿病患血糖和誘發中期懷孕的打胎流產，最新研究顯示對癌症與愛滋病亦有效。
- **橄欖葉萃取物：**治療嚴重發燒和瘧疾的許多案例大約在一百五十年前就有記載，記載中的處方是這樣寫的：在一夸特（九百四十八西西）的水中，放入一把橄欖葉，煮到剩一半的水量；每三、四小時服用約一酒杯的量，直至退燒。

作者英國的丹尼爾・和伯瑞（Daniel Hanbury）宣稱，他們在一八四三年發明了此處方，治療由熱帶殖民地返鄉的大英子民。

- **印楝：**其籽、樹皮和葉子含殺菌、抗病毒、退燒、消炎、治瘍爛和抗蕈菌的化合物。在阿育吠陀療法中，印楝是清血排毒的最佳利器之一，數千年來經數以百萬病人使用過，無任何副作用。
- **葡萄柚籽萃取物：**取自葡萄柚籽和內皮，能殺無數害菌、流感病毒、寄生蟲、蕈菌和旅遊者腹瀉。

各種癌症的感染源防治建議

臺灣癌症死因前十位分別為肺癌、肝癌、大腸癌、乳癌、前列腺癌、口腔癌、胰臟癌、胃癌、食道癌、卵巢癌（二〇二〇年），有一些感染源與這些癌症有關，可以加以防治。

肝炎病毒與乳腺病毒

與**肝癌**及**乳癌**有關的肝炎病毒與乳腺病毒，可用大自血注射與高劑量維生素C控制；碘劑不僅能提升甲狀腺素與基礎代謝率，對殺菌亦有強效，可搭配運用。此外，黃芩、黃連、板藍根、甘草等中藥對病毒也有一定的抑制作用；橄欖葉萃取物為從特選品種的橄欖樹中取得的精華，其中的活化成分橄欖苦苷（Oleuropein），在所有對抗病毒和細菌的實驗中顯現出優異的殺病毒及細菌的特性。

大腸桿菌

大腸癌為臺灣第一大致命癌症，與大腸桿菌有一定相關性，中國大陸的孫紅祥等學者研究證明，丹森參、黃耆、黃柏、地榆、金銀花、黃芩、大黃、白頭翁等三十一味中草藥提取液對大腸桿菌的抑制效果最好。黃連、茴香（含茴香醚）對大腸桿菌亦有抑制作用，葡萄柚籽萃取物、蒜精、肉桂、益生菌皆可派上用場，馬齒莧則含有豐富的天然抗生素，可抑制並殺死消化道黏膜的大腸桿菌。

幽門螺旋桿菌

胃癌居臺灣癌症死因的第八位（二〇二〇年），平均每兩人就有一人感染幽門螺旋桿菌，國家衛生研究院研究團隊證實，早期根除幽門螺旋桿菌可降低三成的胃癌發生率，根除時間愈早，效果愈好。此研究由國衛院及臺大、義大、臺中榮總共同進行，利用健保資料庫追蹤八萬多名感染幽門螺旋桿菌的消化性潰瘍患者長達八年，證實**胃潰瘍患者罹患胃癌機率較高，而接受幽門螺旋桿菌根除療法後，罹患胃癌的危險性明顯減少**。

只要用抗生素治療一週，根除率便可高達八成五，抗生素治療效果還可隨時間累積，患者出院後七年罹患胃癌的機率，比出院三年後的罹患率降低了五到六成。在自然療法中，則使用**十字花科食物**、**苦茶油**與**希臘明膠**（mastic gum，和一般明膠不同）來殺幽門桿菌。

沙門桿菌

高微微等人的研究顯示，**連翹**、**苦參根**、**白頭翁**的水提物及醇提物對沙門桿菌有較強的抑制作用。

讓癌症病患喪命的蕈菌

免疫系統低落的癌症病患（接受傳統癌症治療者）常喪命於蕈菌感染，於此特別說明防治方法。在研究的五年期間，分析二十種癌症病人產生的全身性蕈菌感染，麴菌病（五五％）是最常見的入侵性蕈菌病，其次是白黴菌病（十五％）和鐮刀菌病（fusariosis，十五％），其他蕈菌感染的疾病還有念珠菌過度繁殖、釀母菌病、球黴菌病、芽囊胞菌病、皮黴菌病、組織漿菌病、甲黴菌病、副球黴菌病、孢子絲菌病和接合菌病等。臺灣氣候潮濕容易長霉，宜特別小心，蕈菌是簡單的植物生物，因為不含葉綠素，所以必須寄生於其他生物。

進一步了解

抗黴菌飲食法

最早由威廉・庫克醫師（Dr. William Crook）提出，如今已變成治療腸道酵母菌過度繁殖的整體方案的重要部分。主要目標是減低糖和精緻碳水化合物的攝取、避免吃進發黴和發酵的產品。

輕度感染：飲食控制（＋天然抗黴菌劑）

中度感染：飲食控制＋天然抗黴菌劑（＋藥物）

重度感染：飲食控制＋天然抗黴菌劑＋藥物

・鐮刀菌病是鐮刀菌（Fusarium）造成的，此菌會攻擊田裡所有的穀類。二十名接受兩性黴素B（amphotericin B）治療的病人，八名死於蕈菌感染，四名死於與蕈菌感染有關的相關原因。而雖然診斷正確，治療也在病患死亡前即起始，但在十五例中，侵入性的蕈菌感染仍有六〇%的致死率。

・酵母菌是單細胞的蕈菌，而黴菌則是較大的多細胞生物。

・白色念珠菌是常見的感染源之一，其病理變化與甘露素有關——靜脈注射白色念珠菌到小鼠體內，會造成TNFα量增高，注射蕈菌甘露素（胞壁多醣體）也有同樣現象。細胞激素TNFα的增高與病毒繁殖也有關，假如蕈菌甘露素不能適當地移除，可能造成念珠菌敗血症。女性常罹患白色念珠菌是因為雌性激素的雌二醇（estradiol）會促進念珠菌變成芽孢狀，而芽孢狀的毒性比較高。

黃連素（Berberine）是從黃柏（barberry, Berberis vulgaris）萃取出來的生物鹼，也發現於美國黃連、奧瑞岡葡萄根、中國黃連之中。研究發現，黃連素能有效阻止念珠菌製造脂肪分解酵素，此酵素有助念珠菌繁殖產生聚落。此外，黃連素也被顯示有直接殺蕈菌的強效。

從**奧瑞岡**（Origanum vulgare）所提煉出來的**奧瑞岡油**，其主要活性成分是香荊芥酚和麝香草酚，兩者皆為強力的殺菌劑。希臘的研究顯示，奧瑞岡油具有強力的抗菌功效，即使將它稀釋成五萬分之一，還是能大量減少細菌成長的數目。試管研究中，野生奧瑞岡顯示能夠抑制白色念珠菌（導致陰道真菌感染的微生物）的生長。奧瑞岡油也能對付牛皮癬及濕疹——皆可能因真菌感染而惡化。

注意！許多被拿來當成奧瑞岡油的原料實際上是馬郁蘭，並不具有奧瑞岡的醫療特性。

- 新生芽囊孢菌和黑麴菌／黑麵包黴含黑色素，黑色素有抗氧化能力，能抵抗白血球釋放出殺菌用的自由基與過氧化物；因此，菌株毒性愈強，黑色素濃度愈高。此外，長在含苯胺基甲酸培養基的蕈菌比沒此胺基酸者更毒，在培養基生長十天後，黑色素會占其乾重的十五％。不同菌株黑色素量可差達八倍，因此，被含黑色素蕈菌感染的病人應避免吃含高量苯胺基甲酸的食物——苯胺基甲酸最高的食物是黃豆。

將黑蕈菌暴露於次氯酸鈉後，黑色素的抗氧化保護機制會被破壞，比較容易被殺死，靜脈注射Sulfoxime（ALkS）、Dioxychlor（ClO_2）和次氯酸鈉可以剷除蕈菌感染。

中鏈飽和脂肪酸如羊乳的羊油酸（caproic acid，C6）、羊脂酸（caprylic acid，C8）、葵酸（capric acid，C10）等具有抑制蕈菌的能力。**白藜蘆醇**（Resveratrol）又名葡萄紅醇，常見於花生、莓果類、中藥虎杖、紅酒、葡萄皮、桑椹和一些深色漿果中，是一種抗真菌類化合物，以紅葡萄或紅葡萄酒含量最多，研究也發現可促進腦部血流量，降低中風的發生率——中風的起因於腦部動脈有阻塞或血塊，因而阻斷了血液對腦的營養供給。白藜蘆醇能增加心血管內皮細胞一氧化氮的合成，抑制血栓，進而達到保護心血管的功能。

其他天然抗黴菌產品有纖維素酶（能分解蕈菌外殼）、益生菌、蒜精、葡萄柚籽萃取物。

注意！自然療法的天然殺菌選擇很多，不一定要配合特別的飲食方法。

高溫療法排毒素又清感染源

排除毒素與清除感染源的共通方法之一是應用桑拿浴的高溫療法，高溫療法在歐洲已變成治療癌症的普遍方法之一。有些醫院會用局部加熱的高溫方法破壞腫瘤，在家中則可以用一臺不貴的桑拿浴機達成排毒任務。

桑拿浴

瑪莉是位淋巴癌復發的病人，她選擇接受專治癌症的中醫師照護，之後經我介紹後開始使用臭氧蒸汽浴。她的中醫師在她浴後把脈發現，短短三十分鐘的溫熱治療讓一直無法用中藥、針灸調升的脾臟之氣上揚了，多次治療後病情改善，也接受了牙齒的整治，數年後依然保持健康。

要注意的是，並不是加熱功率愈高的機器就愈好——坊間一直有個錯誤觀念：汗排得愈快愈凶愈好，其實這種排汗僅能排出較淺層的毒素，深層的毒素反而排不出來，因為身體遇到高熱的時候，會為了保護重要內臟而拚命排汗、降低體溫，**反而排不出內臟存毒**，而且對心臟多少有損傷的癌症病人負擔會太大（這類病人的心跳往往過快或不規律）——中醫也說汗是心的體液，汗排得太凶對心臟並不好。

慢慢讓身體加溫到排出汗來，此時的汗液是黏稠性的，才表示藏在脂肪層、較毒的油溶性毒素跑出來了！發燒是身體大掃除的自然機制，不足懼。體溫控制中心位於下視丘，燒到攝氏四十一．一度還不致傷身——體溫上升至攝氏三十八．九度能殺細菌，升至攝氏四十度能殺病毒，但要**小心體溫上升過快可能會造成抽搐**（有自然方法可降溫），此外也需嚴防缺水。

模仿發燒的方法很多，治癌上也經常用到，**癌細胞比正常細胞不耐熱**，在攝氏四十二度時，會因為氧濃度下降而營養不足、變得衰弱，蓄積乳酸，提高酸度，最終造成自亡。在溫熱治療時，白血球、抗體功能會活化，增強免疫力。

發燒的力量

談到自癒力，我們一定要深深記住發燒的力量，有將近四分之三無故自癒的癌症病人在病癒前都有過發燒的現象，所以高溫療法與發燒的領域是研究自發性癒合的最重要焦點。有些高燒不僅是自然對抗感染的防禦機制，更能快刀斬亂麻的清除物質與心識上的垃圾，讓病人有一絲舒適快活的感覺。我要強調一下，病由心生，而心識是情緒與思維的總稱，癌症病人在情緒與行為上往往存在個別的問題。我個人發現，讓身體自然發燒與退燒以後，心識會更明亮清晰。

雖然高溫療法在治療癌症上有所功效，但是由外加諸肉體的人工發燒並不足以完全克服癌症所帶來的摧殘，也碰觸不到病人更深層的致癌情緒、思想與靈性問題，因為人工發燒不及自發性的發燒那樣完全與深入，所以比起人工發燒，自然發燒才是更完整的心身療法。

從高溫療法在不同文化的傳統使用方式可看出，發燒被當成一種**靈性排毒的方式**，能掃除掉肉眼看到的假象。分析與研究自發性癒合的癌症病人後，我們得知癌症絕對是有救活、治好的希望。要抗癌成功，不外是模仿這些贏家，洞察他們的個性與態度，了解他們如何克服自己的困難，發生了什麼樣的身心變化？或許更多更深入的研究，能讓我們更容易發揮這股自癒力。

最後，承蒙聖醫史懷哲的名言：「所有的療癒都是自癒。」癌症病人、甚至其他疾病的病患應了解，所有的癒合皆發自內心、內在，更深層的癒合需更深入內心的捫心自問。癌細胞基因的突變象徵從既定的靈修道路偏離得太遠，需要重新調整生命方向，突變只是警告的訊號，不明就裡、一味地抑制突變，只會事倍功半。

1 Cancer Is Not A Disease.
2 更多與詳細的排毒方法請參考拙作《人體空間排毒》。
3 Mercury Poisoning from Dental Amalgam: A Hazard to Human Brain.
4 Evidence of Harm.
5 有關這些毒素的資訊可以參考拙作《解毒高手》。
6 Transfer Factory by Aaron White Ph. D.

6 心理排毒讓疾病轉向

小心！因焦慮而產生的腎上腺素是促進腫瘤成長的因子

漢默醫師在兒子被義大利貴族槍殺及法官輕判凶手六個月刑期的衝擊下得到睪丸癌，他知道自己的癌症跟創傷有關，化解創傷後癌症便消失了，根本沒有用藥或其他治療。此後，他不用任何藥治療了成千上萬的病人，也因為惹毛了許多利益衝突者而入獄。

正面的心態能加強免疫系統，負面的情緒能壓抑免疫系統，絕望的念頭則無藥可救。人沒有希望與生活目標，內心的活力就會衰退萎靡。面對癌症的重大壓力與痛苦迷惑，若有家人或同修的支持、共同努力，會讓過程變得更容易且有益，比孤軍奮鬥，或者與家人因治療方式意見不合而起爭執、衝突，要來得好多了！精神科醫師鄧惠文每次碰到癌症病人，都會詢問過去兩年中有沒有什麼心理問題。「回答說有的比例居然很高，真的很讓人驚訝！」她說。

大塊文化董事長郝明義也說，周遭朋友在被診斷出罹癌前一年，多半有嚴重的心理危機。期許癌症病人把生病視為轉捩點，領悟到生命其實是老天賜予的禮物，充實的過每一天，利用得癌的創傷來改變人生優先順序及對他人的看法。

未來學家奧伯汀（Patricia Aburdene）在《二〇一〇年大趨勢，覺知資本主義的抬頭》[1]一書中指出，愈是動盪的年代，人們會愈往內心反思，尋求更多精神層面上的慰藉。「在某個時刻、某個地方，你最終會遇見自己，那可能就是你最沉痛的時候。」精神科醫師鄧惠文引用智利詩人聶魯達的話來形容這種心情。

讓我們尋求自己內在的「精神力量」吧！

預防癌症不必等到病發，愈來愈多人不再等到人生遇到困難時，才去找答案，而是提早追問更深層的生命意義。

臺灣高鐵前董事長殷琪曾透露，不知是緣分到了，或者人在碰到生、老、病、死等無奈又無法控制的情況下較會做深沉的思索，她身邊很多五十歲上下的朋友都在尋找自我，希望宗教哲理能有答案，而她自己則早在二〇〇三年就開始常上法鼓山，求教於聖嚴法師解惑。

各種癌症心身論

有沒有所謂的「癌症個性」？我們能辨認出什麼個性容易得癌嗎？我們能組合成一個在心理與靈性

層面上更統合的癌症理論嗎？心理或靈性支持能幫助癌症病人嗎？最後，究竟有沒有自發癒合？若有的話，又是怎麼發生的？

我非常虔誠地希望癌友能了解，並非單憑物質因素就能致病，**疾病的產生也有情緒、精神和靈性等負面因素**。有些癌症病人會談及他們的癌症如何在經歷一場創傷後立即出現，這種創傷可以是親人、摯友過世、自己摔跌傷或意外車禍。而在這一方面，確實有若干學者提出癌症的心身論。

控制因素論

人們在生活失控或無法抵抗時，比較可能發展出癌症，這是由頗具爭議性的心理學家漢斯・艾森克（Hans Eysenck）提出的，在過去數年間也受到一系列臨床實驗的檢驗。加州大學醫學院的大衛・史畢歌（David Spiegel）在一九八九年第一次試著驗證這個理論。史畢歌的臨床實驗顯示，末期乳癌病人在心理療法的幫助下，重新掌握自己的生命，就能將存活時間延長一倍[2]。

艾森克則在倫敦大學同事的幫助之下，測試了自己的理論。他們於一九九一年發表研究成果：在心理療法的幫助下，癌症病人重新控制自己的生命，並減低他們的無助感，末期癌症病人存活率增加了六四％[3]。

而在倫敦大學學院的麥可・馬默特（Michael Marmot）也發現，無助感是冠狀動脈心臟病的主要貢獻因子[4]。所以，一個人的個性會決定自己是否生病。

衝突論

衝突論把艾森克的控制論更推前一步，也因此製造了更多的爭議。

衝突論是傳教士出身的德籍漢墨醫生（Ryke-Geerd Hamer）提出的，漢墨醫生原本是癌症外科手術醫生，他的理論奠基於兩萬個病人的案例史，在研究了這些病史後，他得到若干結論：癌症似乎會攻擊一個器官，鮮少散播到四周的組織——例如有子宮頸癌就不會有子宮癌；癌症病人也因未消解的心理情緒衝突而受苦。

漢墨醫生從病人腦部的X光片上發現陰影區，與身體的癌症類型有關聯，而陰影的位置、癌症的種類與病人經歷的心理情緒衝突，三者之間也有關聯。根據他的解釋，情緒衝突並不足以致癌，**未消解的衝突**才會，在這種情況下，腦部的情緒反射區慢慢地崩潰，並開始向所轄的器官傳遞錯誤信息，導致突變或癌細胞在該器官開始形成。漢墨醫生認為，若能用心理療法來化解未消解的情緒衝突，癌細胞會開始癒合，腦部的陰影也會開始消失，甚至不需以化療、放射線治療腫瘤。據說，他不用藥物治療的六萬五千名病人中，有六萬人康復了。

不幸的是，他的理論遭受很多非議，他好鬥的個性更讓事情愈演愈烈。更有甚者，他的理論未受其他獨立研究單位證實，而唯一調查此理論的報告卻歸結說查無支持的證據[5]。

不過，我認為他的理論有可取之處，像葛森醫師、分子矯正醫學與山達基的身心排毒法皆使用菸鹼酸來打開腦部血管，相信這有助於心性的調整，此點與漢默醫師的發現有吻合之處。除了使用菸鹼酸外，我常推薦癌症病人去做海寧格的家族排列，找出靈性上的隱伏或潛意識的問題。克林哈特整合醫學醫師也很推崇將家族排列運用於癌症病人上。

從器官反射對應上來說，「有癌症的器官在腦部有對應區」並不是什麼驚世駭俗的理論，中醫也指出，每一經絡或器官皆有相對應的情緒或衝突，一旦引發某種情緒，便會對該器官產生傷害。假如能化解此衝突，可能就能恢復腦部陰影區的血流。

心理療法論

心理療法論是臨床心理學家羅倫斯・李山博士（Lawrence LeShan）提出的，與艾森克和漢墨的理論類似，皆表示個性、生命事件和癌症疾病有平行關係。

李山博士的臨床研究從一九五二年開始，他很快就探討到情緒在致癌上所扮演的角色，到一九六〇年代初期，他已把癌症致因縮減到**個性因子和具創傷性的生命事件**[6]。

由這些早期的發現，李山博士繼而發展出一套心理療法，讓病人重新激發自己，從被壓抑的自我跳脫出來，重拾自己的創作力和表現力，他的修正理論在《人生的轉機》[7]中有詳細描述。他不把癌症描繪成負面的生命力，而是視為一種轉機或武裝的警訊，也提供了一個機會讓病人分析，阻擾自己順天性而活的因素何在。

李山博士宣稱末期癌症病人接受他的心理療法後，部分病人有腫瘤縮小和壽命延長的情形，效果遠超乎預料。他的理念已被德國從事增強療法（Synergetik）的工作者接棒，這些人提供密集的治療，揭露病人的個性問題及他們在人生上為自己設下的路障。

根據世界出名的癌症研究者洛塔・荷尼斯（Lothar Hirneise）採訪的案例，所有奇蹟式存活下來的癌症末期患者都有做過重大「系統」改變——亦即去除生活中的所有壓力源，不是離開高壓力的工作、結束手上的工作，就是結束高壓力、有毒或抑鬱的親密關係，不然就是把有壓力的居所搬到適宜的生活環境中。

神經胜肽論

華府喬治城大學醫學院的甘德絲・柏特（Candace Pert）博士所發展出來的「神經胜肽論」指出，身心是一種依靠資訊分子運作的單一心理身體網絡，這些資訊分子控制著我們的健康與生理作用。疾病與癌症正是身體無法適當地表達情緒、造成情緒閉塞而產生的後果——未能表達的情緒會導致神經胜肽的失衡。

不論上述這些癌症論有何缺失，它們皆指出，癌症有個情緒部分的因子，其干擾能量非常敏銳微妙，絕非西醫現行的割、燒、毒這種堅壁清野的方法所能處理的。與其天真的想把腫瘤割掉，不如把不健康的生活方式和心理情緒問題處理掉——至少以色斯醫生在一九七〇年代的研究已顯示，心理因素在癌症的早期出現上，扮演了重要角色[8]。

情緒是癌症病人的最大殺手

從心理神經免疫學或更新的心理神經免疫內分泌學的前衛研究，我們得以認識情緒和神經、內分泌、免疫三系統相互連結、相互影響。描述記載此領域研究高潮的最佳作品則非柏特博士莫屬。

柏特博士發現，鴉片接受器會與身體內天然的嗎啡——內啡肽結合。內啡肽是天然的止痛劑，也是我們「感到陶醉和契合」的背後機理。自此發現之後，柏特博士記錄到神經和免疫系統間微妙的相連關係，這些關聯是由胜肽和它們的接受器仲介的，她相信這是情緒的生化基礎，也是許多嚴重疾病的關鍵。

英國愛德華・巴哈醫師（Dr. Edward Bach）光用調整情緒的花精療法，便治好了癌症，也證實情緒與癌症有密切關聯。五股吳子宏牙醫師運用德國MORA能量儀時也發現，精神情緒是癌症病人的最大殺手——很多癌症病人的病情是醫師（恐嚇）牽引的。另一種治療方式是完全將癌症忘記，這也是所謂的宗教精神療法，也有過神蹟式的療效，對疼痛也有奇蹟式的效果。

MORA治療的強項之一是找出情緒盲點以及用同類製劑做共振療法。吳醫師以一個個案為例，他幫助病人恢復被正統治療破壞的唾液腺與神經，進而讓病人的信心與求生意識恢復，幾次治療後，病人得到重生，恢復了正常生活。

吳醫師又指出，**癌症末期轉移是身體想將毒素稀釋，以全身做最後自救的一搏**，但多數人卻被現行主流觀念——擴散是治療無效與絕望——所困。只有整體治療的計畫才能成功逆轉癌症！病人放棄往往是因為疼痛或心痛，要讓病人有動力活下去，提升精神層面比指望免疫力提升更有長效，所謂單獨提升自然殺手細胞的數量，不過是一種自我安慰式的欺騙！

癌症病人在接受最好的肉體與營養醫學後，有些人依然無法克服疾病，可能就是心理與靈性方面的問題未解決而導致的吧！

得癌個性

既然個性與疾病相關，那麼，有所謂癌症個性可言嗎？

現代西醫把賭注集中於遺傳基因上，試圖從中尋求癌症的解答，只有一小部分醫者注意到個性在疾病上所扮演的關鍵角色。個性在疾病上是否有舉足輕重的地位，早已被「A型人易得心臟病」的事實所證明，**個性絕對與疾病有關**，也確實有科學家投身研究所謂的癌症個性。

一九五一年，克萊恩（Klein）與索賓（Sobin）觀察到有很多癌症病人有嚴重憂鬱症、自我否定、對自身疾病的過度陳述。一九五二年時，韋斯特（West）、布倫伯格（Bloomberg）和艾利斯（Ellis）三人的報導指出，他們利用心理測試後發現，比起腫瘤成長較慢者，癌症快速成長者有隱藏內心感受的強烈傾向，且比較沒有能力以正面行動來減低緊張。

維吉尼亞大學精神科所發展的綜合個性輪廓測試法也透露，癌症病人易完全壓抑情緒和動力，伴隨此特徵的是明顯缺乏洞察力或自我察覺的力量，此外還有敵對性和依賴性這兩個特點。敵對性往往是朝自己，在意識層面以內疚和自我毀損呈現，在行為模式上則明顯有某些自殘傾向。依賴性問題則呈現在無彈性和單方向的人際關係上，常以自我犧牲來換取別人的接納與同意。

個性輪廓分析並非現代的新發明。德國班琴的神祕聖尼僧——聖賀德佳（St. Hildegard）舉了三十五種會產生疾病吸引力反應的心理風險因子，根據她的心理治療書《生命的優點益處書》[9]與海德堡的癌症研究機構的研究：充滿悲傷、思慮、恐懼、長期壓力和匆忙的日常生活其實非常危險，特別容易引起癌症的情緒是**長期絕望或無助、懷疑感、缺乏信仰、事事擔心和悲觀性的憂傷**。

有助於癌症康復的個性

陰陽共生，有負面的個性，也一定有正面的個性。癌症不是絕症，有不少病人絕處逢生，存活了多年，他們是怎麼做到的？他們的復癒可能與正面的個性有關嗎？

是的，既然有易得癌的個性，有助於從癌症康復的正向個性應該也存在，甚至有治療師或醫師發明讓癌症病人能找回自己生命活力的方法與治療。

首先來看看那些有紀錄的「奇蹟」案例。

卡萊兒・賀西柏格（Carlyle Hirshberg）和馬克・依恩・波拉許（Marc Ian Barasch）合著的書《神奇的康復》[10]就問了同樣的問題，他們收集許多不可思議的療癒或自發性癒合的案例，並訪問這些病人，以找出哪些特質有助於讓人從癌症康復。初步研究發現，康復者將他們的成功歸功於下列的心理因素：

- 七五％相信正向的成果會出現。
- 七一％有積極對抗的精神。
- 七一％有接受疾病的心態。
- 七一％視疾病為一種挑戰。
- 六八％對自己的疾病與後果承擔起責任。
- 六四％有重新再活下去的欲望或意志。
- 六四％保持正面的情緒。
- 六一％有（宗教）信仰。
- 六一％有新的生活目的感。
- 六一％改變生活習慣與行為。
- 五九％有主宰感。
- 五九％改變生活型態。
- 五七％有自我滋育感，較能肯定自我。
- 五〇％有社交支持。

很明顯地，假如你想在癌症的逆境中逢生，多採取上述的正面特質確實有助於提高生存機率。

另外，在布蘭登・歐雷根（Brendan O'Regan）和卡萊兒・賀西柏格合編的書《自發性癒合：一本加註解的參考文獻》[11]寫道：「從癌症獲得自發性癒合，在醫學刊物上是罕見但壯觀的現象……但對於它是如何發生的，沒有人有任何概念。」

兩名作者為自發性癒合下了以下定義：「在沒有醫療治療、或被認為不足以使疾病徵狀或腫瘤消失的治療之下，癌症或疾病完全或部分消失掉。」自發性癒合一詞往往帶有神祕不可測的涵義，但是筆者要據理力爭的是，自發性癒合並不是如此的隱密和難求的。

所有研究皆明顯地突顯出正面情緒有助療癒，若能利用正面情緒來克服相對的負面情緒，或許便可以更恰當地使用身心療法來幫助病人改變心性，得到自發性癒合的目標。

正統醫學也支持身心療法

哈佛醫學院研究人員針對目前癌症病人最常使用的另類療法做了研究，結果發現身心療法最有益於健康。

哈佛醫學院歐朽研究所（Osher）的研究人員花了三年時間，對四百多篇關於十多種最常用另類療法的學術論文做了詳細研究，他們分析了這些療法的安全性和有效性，並研究另類療法對疾病進展的影響、對減輕癌症症狀的影響和治療效果，但沒有調查另類療法對抑制癌症的作用。研究結果發表在《內科年鑑》上[12]。

研究結果發現：只有一種療法——身心療法（mind-body therapy）被發現是有益的，能不受限制地推薦給病人，包括放鬆訓練、瑜伽……這些方法有助於放鬆因癌症帶來的心理壓力。適度鍛鍊、對前列腺癌症病人使用大豆補充品、利用針灸對付與化療有關的噁心嘔吐等七種療法，皆被認為合格並可以「適度的推薦」給病人。

我的看法則是這樣的：只有身心療法見容於西醫，是因為它不會影響到正統癌症療法的利益，反而讓病人更能靜心接受原本難以接受的化療、放療與手術。

現在許多東方古老的身心修鍊方法也逐漸被西方社會接受，比如瑜伽、太極、法輪功等。以法輪功為例：從論述法輪功祛病效果的醫學報告中可看出，受調查的三萬五千人中，有九八％以上的人在練功一到兩年內，疾病就得到痊癒、基本康復或好轉；在調查的二〇六例疑難病症及不治之症中，有一百三十七例因練功而得到痊癒，占六六．五％——類似的祛病健身之效是一般常規療法達不到的，這也說明了身心修鍊對健康的特殊效果。

為癌症病人救命的心理療法

心理學家李山的《人生的轉機》裡提到，他經常問病人很多問題，不外是為了讓他們可以打開心靈的視窗，激勵他們產生更高、更深層的自我察覺意識——他的治療計畫都是根據每個病人量身訂做。

底下是幾件他要求病人必須做到的事：

- 列舉他們喜歡和不喜歡的事，然後一起分析病人想要或希望的裡外改變。
- 寫下願望和恐懼之事。
- 放自己一個長假。
- 假若生命只剩六個月，思考什麼是自己最想做的事。

這些問題是設計來激發病人向內搜尋自己的靈魂、找到與內在自我的關聯，並發現自己的快樂容身之處；此外，他也鼓勵病人不要把疾病歸咎於他人。透過努力思考、回答上述問題，再配合靜坐、冥想與觀想（visualization），他幫助了末期癌症病人獲得再活二、三十年的機會，以及長期癒合的佳況。

當然，還有其他心理療法可以幫助病人，例如：「眼球運動」可以緩解創傷而不需仰賴藥物；多年的談話治療——像情緒解放技術、自由工作、身體情緒釋放術、思維場療法、心理神經激勵學等都能解決創傷與受害的感情。此外，史畢歌的研究也證明癌症支持團體對病人有益。

癌症病人支持團體

同病相憐，癌症病人組成的相互支持團體可以幫助成員有正向與積極提升的功效。支持團體在許多癌症治療中心愈來愈普遍，這些團體的成員可能來自社會各階層的各個行業，為成員帶來豐富的人生體驗，成員也有可能藉此接觸到其他另類與輔助癌症療法，再輾轉分享給其他成員，或彼此交換意見，在心靈上、情緒上皆能互相提攜。科學研究顯示，即使無法延長生命，末期病人的生活品質往往得以因為參加支持團體而有所改善，臺灣有醫師（如許添盛醫師）在此方面見長。

不過，還是要留意支持團體可能帶來的壞處：假如有太多成員懷抱著負面態度，便很容易拖垮其他人；成員太忠於傳統療法，因無功效而逐一死亡，對其他組員也會造成負面衝擊。我有一名學員曾向我提到她參與的病人支持團體，見到成員一一死去，讓她頗為擔心——**恐懼本身就是一種疾病！**於是我鼓勵她體驗其他輔助與另類療法，讓她體力倍增又能出遠門。

不要將自己的命運與其他人混為一談，才是自救之道。其實，人類早就知道情緒與癌症的關聯，只是一直沒有比較一致和整合的理解，因此造成諸多混淆。底下是我嘗試提出一個整合的癌症心識理論，有別於前述的肉體、物質部分——主要是透過中醫五行說的遺產來探討癌症的象徵意義。

中醫的癌症心識五行說

傳統中醫的五行說，包括了俗說的金、木、水、火、土。

憤怒——肝（肝臟、眼、扁桃腺）／木

長期生氣影響肝系統／肝經，肝系統或肝經代表的不只是肝臟，還包括相關組織及眼睛這個開竅處，肝經走線沿途的組織亦屬此系統。

臺灣肝癌比其他國家盛行，人口密集處的民族易養成「人比人，氣死人」的競爭心態，為爭一口飯或出人頭地而動怒，早已成為世代累積下根深蒂固的意識。競爭容易養成侵略性，而侵略性容易造成憤怒。

另一方面，也容易因失望或未能如意而陷入憂鬱或失志等狀態。**解決這種情緒困境的最好解藥，就是與生氣、憂鬱相剋的慈悲大愛。**

扁桃腺屬木，根據以色斯醫師的臨床經驗，將近八〇％無可救藥的末期癌症病人有隱藏性的扁桃腺感染。扁桃腺位居淋巴系統起點的門戶，形體上具有過濾毒素的功能，若常做出一些無情無義、損人損己的發言，或因情緒壓抑而不得抒發表達，在能量與心性上便會損傷到扁桃腺。

有鑑於仁慈是憤怒的剋星與正面治療，病人必須學習多說好話、多讚美他人與宇宙萬物，以期用正向力量來保持肝經的暢通。

震驚——心（心臟、小腸）／火

在中醫裡，木生火，所以接下來要談的元素是火，此元素的主要臟腑是心臟與小腸。對心經而言，最負面的情緒是突然而來的情感震驚，而長期的過度刺激也是有害的。唯獨心臟與小腸是鮮少發生癌症的，反倒是心血管疾病——像冠狀動脈阻塞——比較普遍。

愛、喜悅和尊敬的態度激發「心」、「火行」；仇恨、無容忍心、過度興奮、缺乏喜悅和輕蔑的態度則有「滅火」的負面影響。任何對火行有負面影響的情緒或一顆衰竭脆弱的心，對均衡作用皆有影響，也對其他部位的癌症無益。

所以，有很多癌症心理諮商療法都是針對心做解放的，而我喜歡使用穿心蓮做為輔佐草藥。

過度思索——脾（胃、胰腺）／土

憂鬱或過度思索的負面情緒會在脾經留下影響，此元素的腑臟器官包括胃與胰腺。人吃不停時，需要消化酶和胃酸來幫助消化，而過度思索就如減少嘴巴的咀嚼次數，澱粉酶無足夠時間消化澱粉，無法品嘗到食物的甘美——只顧思索卻忘了人生的甘美；過度思索也如吃進會酸化身體的精緻食品，減少了胃酸的產生，造成食物腐敗、產生脹氣。

胰腺製造部分的消化酶與中和胃酸的碳酸鹽，但過度思索讓我們摒住氣息而減少氧氣吸入——吸入的氧氣少，便無法燃燒沒分解的食物。此外，思索過度驅使血液流向腦部而非消化器官，也因此減弱了消化的效率。

很明顯地，那些憂慮太多、思索過度的人易得胰腺癌、胃癌之類的疾病；此外，乳癌亦屬此類的疾病，因為胃經通過乳頭。

臺灣女性得乳癌的年齡比歐美年輕十年，病發率也逐年提升，實在應該好好探討現代婦女的心態是否助長了此惡化趨勢。

被壓抑的悲傷——肺（肺、大腸、皮膚）／金

長期未表達出的悲傷會壓抑流入肺（經）的氣與血液，從而影響整個身體。悲傷引致呼吸淺顯，氧氣吸收減少、二氧化碳排除降低，易導致誤入肺部的異物排不掉。

找我諮商的一個案例剛好彰顯了悲傷與肺癌的關係：一位不抽菸的西醫死於非常惡性的肺癌，他女兒想了解，生活正常又無肺癌最大風險因子（抽菸）的爸爸為何會有此病。我於是問她，她爸爸是否經歷過什麼悲慘事件。

原來，她父親童年時曾親眼目睹妹妹活活被燒死——無疑地，這個未消解的悲傷對他的肺癌生成提出了「貢獻」。肺癌病人也容易自暴自棄，**喜樂與勇氣是化解悲情的最佳解藥**，幽默療法或笑瑜伽對這類病人也有益。

臺灣肺癌病患顯著成長，二〇一四年有三千一百四十一人（二〇二〇年已超過六千人）女性死於肺癌，平均每天就有八・六名女性因肺癌而離世。

根據國衛院群體健康科學研究所長熊昭研究，家中或工作地點若有一處是二手菸環境，將提高罹患肺癌風險一・三二倍，若兩處皆為二手菸環境，風險將達一・七三倍。

每年暴露於廚房油煙環境超過一百四十四次者，罹癌風險更提高一・七八倍；有家族史者，肺癌風險是一般人的五到七倍。臺灣非抽菸女性也經常出現罹患肺癌的案例，除了在肉體層次與高溫炒菜冒出的油煙相關之外，情緒層面的悲情是否也非常值得我們去探討？

給容易自暴自棄的肺癌病人一點忠告：

不要因為一時的挫折而輕易放棄之前有效的治療，我經歷過的兩個案例皆是如此，所以建議家人要多多鼓勵受挫的肺癌病人。

與肺及大腸經同屬於「金」行的皮膚，不僅有保護作用，也象徵性地代表著我們與外界的分界。確實，有皮膚癌的病人有「分界」問題，最具侵入性的皮膚癌是黑色素瘤，病人的問題是無法忠於自己的真心。

一位尋求諮商的黑色素瘤病人在保險公司擔任總裁機要祕書直到退休，他其實非常痛恨自己的工作，常常要應付許多虛假與做作的情況，卻為了養家育子在職場硬撐了多年。退休後的他曾擔任送件員或捎訊者，他說那是他一生中最快樂的時光，非常自由自在，家人卻因為職位低下而反對。到頭來，他始終無法忠於內心所好，一直覺得虧欠自己，最後賠上了性命。

結腸與直腸癌病人則常無法釋懷他們的悲情：

一位來諮商的大腸癌患者因為小時候曾遭性侵，對權威人物非常不信任，她的不信任感造就了她敏銳的分析與邏輯能力，卻對她的療癒有害——她的邏輯性驅使她拒絕另類癌症療法，因為她覺得另類療法不夠權威性，怕冒然接受後反而會讓她的主治醫師放棄她；另一方面，她又不能接受化療，因為這來自權威高高在上的西醫。

這種矛盾造成她持續的遺憾、失望和悲傷，加上她的信仰約束她卻步不動，終至喪失療癒自己的最後機會。

放棄成見而隨天意，是這類型大腸經不平衡者重獲新生的關鍵。

恐懼——腎（膀胱、腎、前列腺）／水

中醫認為腎屬水，長期恐懼由淺層慢慢滲入深層，最初傷害膀胱（經），繼而影響到腎（經）。男人的前列腺也屬水行，前列腺癌者通常在性、金錢權力上有未解決的問題。

一位加勒比海國家的前任央行總裁，在嘗試各種另類癌症療法而無效後來找我，原來他的前列腺癌是在醜惡的離婚與被迫離開央行後發病的；婚姻與性問題有關，央行總裁不僅握有政治權力，也控制很多金錢的流通，三種問題一起爆發，難怪前列腺能量低落，落得生癌退化。

腎氣大失是許多前列腺癌病患共同的問題，我非常喜歡病人與妻子一同來諮議，因為可以從兩人的

互動與彼此間的化學作用中看出端倪。

最後要提一下的是，自然癒合的醫學文獻在在明顯地揭示，有些癌症病人針對人生觀做出重大的改變後，癌症就自然消失了，這不正說明了癌症其實就是一種靈魂上的疾病？

卡爾奇摩（Carl Zimmer）在二〇〇八年的《科學美國雜誌》（Scientific America）說，有些科學家重新評估後表示，正統癌症療法之所以失敗，是因為我們的思維全被框住了，癌細胞像細菌一樣歷經自然選擇（或物競天擇）而更容易存活、更具抗藥性，假如反過來相信癌細胞是要讓我們活得更久，而不要一味想殺死它們，可能可以有新的療法出現。

請拋棄得癌個性，擁抱康復個性，主宰你的心靈，領引出更多內在力量，助自己心想事成。

進一步了解

安德森癌症中心的身心靈課程

美國德州的安德森癌症中心設有健康中心，特別對身心靈方面提供課程及演講：

1. 教育課程包括營養、烹飪、療癒觸摸（healing touch）、草藥治療、體重控制。
2. 提供表達性的藝術，如：畫畫、黏土、鑲嵌畫。
3. 病友支持團體提供教育、討論、演講及經驗分享。
4. 冥想、祈禱、氣功、瑜伽、太極。

5放鬆——壓力之處理。

6針灸（需經過醫師轉診）。

7按摩。

您想主動做什麼治療克服您的癌症呢？

1 Megatrends 2010: The Rise of Conscious Capitalism.

2 Lancet, 1989; 2: 888-91.

3 Behav Res Ther, 1991; 29: 17-21.

4 Lancet, 1997; 350: 235-9.

5 Swiss Study Group for Complementary and Alternative Methods in Cancer; document no. 01/02.

6 J Am Soc Psychosom Med, 1962; 9: 76~82; Arch Gen Psychiatry, 1962; 6: 333-5.

7 Cancer as a Turning Point.

8 Clin Trials J, 1970; August: 357-65.

9 Book of Life's Merits.

10 Miraculous Healing.

11 Spontaneous Remission: An Annotated Biography.

12 Annals of Internal Medicine.

7 你有更多醫療的選擇

另類與正統療法的取捨

接不接受正統癌症療法，是每個病人自己要面對的選擇。

很多人聽信癌症專家或醫師的建議而接受正統療法，這當然算是自己的決定；還有很多人是看到親友接受傳統療法後受苦難的模樣，決定選擇不同的路，卻在做出選擇後發現自己變得無依無助——最糟的是有一些醫師的態度與作法令人難以苟同，一旦有癌友拒絕正統療法，選擇另類療法或自我療癒時，醫師便拒絕為他們做任何追蹤檢測，致使癌友無法得知自己的狀況是否有改善或惡化，因此陷於沮喪。

連癌症醫師也不採用的正統療法

一九九一年，德國的生物統計學家攸利奇．艾寶（Ulrich Abel）問癌症專科醫師，若自己或摯愛的人罹癌，是否會接受化療？結果居然有超過一半的醫師說不會，與此同時他們卻建議病人做化療，好個心口不一！這跟使用農藥與化肥種菜的農夫不吃自己拿去賣的菜是同樣的病態現象，完全是說一套，做一套！

另一位加州大學的癌症專研學者哈定・瓊斯（Hardin Jones）博士則為不聽癌症醫師建議、拒絕正統治療法的病人做追蹤調查。這些人沒找尋另類療法，**什麼都沒做**，但比起聽醫師建議的乖乖牌，他們的存活時間不僅比較久，更驚人的是——**存活時間長達四倍**。

上述兩個例子毫無疑問地顯露出西醫治癌的困境或末路，病是愈醫愈糟，雖然心知肚明卻又無法跳脫江湖束縛。西醫的困境不僅限於癌症的治療，對諸如自體免疫疾病、痛風與關節炎、糖尿病、中風與心血管疾病、過動與注意力不集中、過敏與氣喘、各種腦神經病變等無數症狀也常束手無策。

更甚的是，現代幾個大型統計研究皆顯現，**西醫非常善於製造醫源性的疾病，甚至致死**。住院時，十五人當中至少有一人會體驗到西藥的副作用，三百一十二人中有一人可能因為藥物副作用而死亡。一般住院病人平均服用六種藥物，發生副作用的機率**將近百分之百**，因藥物而死亡的住院病人數也因此隨著比例提高。

一九八八年，根據政府會計辦公室統計，該年有十四萬人因服用處方藥而喪命。一九九六年，哈佛大學的研究結果更是把正統醫療照護列為第四大致死因子。在那之後的研究顯示，醫療照護致死的問題比先前估計的還要更嚴重，可是，醫生的從業誓詞不是「優先要務是不可傷害（病人）（First do no harm）」嗎？

德國整合醫療都在用的癌症療法

歐美整合癌症治療大抵出自於德國以色斯醫師奠基的整體療法，他的癌症治療方式是基本致因療法與特定腫瘤療法的合併使用。基本致因療法的目的是重新活化宿主的自然防禦，此療法必須與疾病的病理發展相符，為每位病人量身訂做；特定腫瘤療法的目標則是去除癌症腫瘤本身，療法包括傳統的手術、化療與放射療法，以及最重要的免疫療法。

如第二章所述，基本致因療法的目標有三：一是去除所有已知的致因；二是治療衍生出來的次級傷害；三是改善被腫瘤降低的宿主抵抗力。後兩者也是為了恢復器官和組織的正常功能。

我的學生金海姆（Kim Hine）對美國整合醫學醫師做了一份問卷調查，統計他們最常使用的前十五項治療方法，包括：抗氧化劑、食療、靜脈營養注射、有害環境因素排除、壓力控制、維生素／礦物質補充療法、氧氣療法、運動、免疫刺激療法、必需脂肪酸補充、心理／心靈療法、排毒療法、酵素療法、草藥／本草療法、生物／環境牙科整治。

底下則介紹幾個在德國整合癌症治療領域常用的特殊療法與方案：

溫熱或發燒療法

溫熱或發燒療法是整體療法不可或缺的一部分，其重要性日益彰顯。此療法其實不是現代的新發現，朱利爾斯・凡由瑞格（Julius Wagner-Jauregg，一八五七至一九四〇年）就用瘧疾來治療梅毒和它的悲慘後遺症——運動失調症。而早在二千四百年前，希波克拉底便提到病變、癲癇和精神錯亂可用瘧疾性發燒來控制，這是刺激身體產生活躍的發燒方法之一。後來帕門尼蒂斯（Parmenides，約西元前五四〇至四七〇年）樂觀地寫道：「給我製造發燒的方法，我將能治好所有疾病。」

發燒有時是一種癒療反應

體溫由中腦的溫度中心所控制，血中菌毒刺激此中心，自律神經就會改變，產生極端交感神經興奮，促使身體的新陳代謝增加、體溫上揚，造成發燒作用，改變全身的防禦機制。

發燒時，中性顆粒免疫細胞從骨髓中進入血液，白血球數大大增加，活躍防衛期的來臨可由血液中看出。這些防衛細胞會製造出殺菌物質、消化酶和排毒酵素，巨噬細胞也能吞下毒物、微生物和細胞殘骸。特定抗體的產生也同時大大增加，即使只是短短幾小時的發燒，也**能增高血液中抗體濃度達十倍**。

此外，發燒也會刺激藏在間葉組織的廢棄物之動員與排除，並清除急性感染後殘留的毒素，損傷組織的清除與重生也會加速。鹼性化也轉變成較酸化（細胞複製時是呈較高度的鹼性，結束後則回復成微鹼性），身體的內在環境進行了許多根本的改變，讓自然抵抗和回復力達到高峰。

臨床上，德國生物醫師都知道，**小時候一病再病的脆弱寶貝孩子，長大後比較不易得慢性病**，相信生物療法的醫生更總是試圖促進與幫助發燒；若皮膚不出疹或疾病往內跑，或微微發熱但不真正發燒，就會用熱芥末粉包來治病。不過，現代西醫不將發燒視為療癒反應，反而將其當成有害身體的病症，所以絕大多數的西醫和被洗腦的家長只要小孩一有感染，便會立即下藥壓制——大部分的抗感染和消炎藥都含抗生素或可體松之類的成分，會壓制發燒作用。

假如生物不能、或不被允許發展出自律神經性的發燒作用來完全清除感染的毒素，當這些毒素積存在間葉組織的細胞，產生毒性作用，便會降低剩餘的藏毒能力和具免疫力組織的反擊能力，最後，間葉組織阻塞產生，抵抗力也一併減弱，進而讓身體有了發展癌症這種慢性病的預先條件。

許多癌症病人病發前一直很健康，沒什麼「病歷」，但這很值得去觀察、探究，事實上，從未得過任何較嚴重的發燒性疾病，會讓他們沒有辦法清除與生俱來或後天殘留的毒素。

人工發燒

發燒是人體強悍的排毒與免疫功能，但西醫卻教人吃退燒藥退燒，我稱此舉為「對感染源舉白旗」。根據研究，不治而癒的癌症病人中，有四分之三的案例皆有經歷過一場高燒（更多人經歷過心境的扭轉）。現在，歐美與日本也已逐漸開始採用此類的療法。溫熱療法即人工發燒，自己施行溫熱療法可以使用遠紅外線桑拿浴機，一般以乾式而非濕式的蒸氣為主，因為前者有時可觀察或觸摸到隨汗流出的排泄物，後者的蒸氣卻會與汗水混合，區分不清。桑拿浴不容小覷，筆者曾排出灰黑色物，觸摸起來有黏稠感，科學研究也發現汗水比尿液更能排出重金屬（見一三六頁）。

有病人曾問：「泡溫泉可以嗎？」我的答案是：「不。」

有論文調查發現，臺灣北部的溫泉約有一成受重金屬汙染，所以我情願在家泡無重金屬檢出的藥澡包，也盡量不在外泡溫泉。泡澡與泡溫泉的溫熱也沒有蒸氣或遠紅外線桑拿浴來得強勁。

也有病人懷疑泡溫泉會造成癌細胞擴散，其實，乾淨的溫泉水能疏通氣血，對身體有益。但要注意的是，若只是泡溫泉而無主要的治療配套，癌細胞可能會隨著改善的血液循環跑到身體其他部位，此時將錯誤歸罪在溫泉會導致癌細胞擴散，是沒有道理的。

癌細胞對熱非常敏感，在攝氏四十二度時就會受損，相反地，健康的細胞要高達攝氏四十五度才會出問題。發燒和溫熱療法不僅能改善宿主防禦的強度，也會將癌細胞削弱至更容易被防衛機制摧毀的地步。有動物實驗顯示，宿主動物在接種癌細胞前泡個熱水澡，癌細胞就無法落地生根，而且熱水澡也能讓既有的癌細胞成長率大大受阻，甚至還有癌症消失的例子出現！

溫熱療法的好處還有一項。假如病人陸續接受過化療，搭配溫熱療法可**將化療劑量減低三分之一，甚或一半**，這特別容易在溫熱療法的高峰時刻發生，此時化療的療效並不遜色，副作用卻能大大降低。我自己養成做桑拿浴的習慣，幾乎每週都會執行，有時一週多達四次。

以色斯醫師的溫熱療法

以色斯醫師基於上述理由，認為溫熱療法的價值已經建立了，不容再質疑，在他的臨床經驗上也證實確有功效。因此，在狀況允許下，他會利用誘導性的發燒來治病。主動性或積極性的發燒可以以細菌疫苗注射來引發，而被動性或消極性的發燒通常是在體外用人工方法加溫而致。積極性的發燒可利用Pyrifer的注射來誘發，這是德國合法的藥劑，由特別處置的大腸桿菌製成。它會刺激中腦的發燒掌控機制，在注射四小時後，體溫就開始上升。

消極的發燒是讓病人躺在有電極的圓筒裝置內，接受超短波的治療，不消幾分鐘，體溫就上升了，假如病人能忍受，而且也信賴醫師，溫度就維持在攝氏四〇・五度左右約一至一個半小時。流汗雖會使身體失去鉀，但可藉由食物補充回復。

其他消極性發燒的誘發方法還有很多，包括熱水澡與澡後以熱水瓶和毛毯團團圍住病人，來維持五、六小時的高溫；現今的遠紅外線桑拿浴或其他裝置非常普遍，皆可派上用場。消極性發燒治療通常每週三次，長達數個月，直到有所成就，期間必須堅持、有認知地實施發燒療法——病人要充分理解療法的理論與效益，才不會產生畏懼與抵抗。除此之外，病人也要記錄自己每天的體溫，以供醫師觀察。

即使是出院了，以色斯醫師仍推薦病人接受溫熱療法數個月，此時病人大多已不再對此療法感到恐懼，反而有主動接受的意願。即使如此，還是有病人的家醫科醫生堅決反對，認為誘發的高燒有害，但這種態度只證明：**認為癌症是局部性疾病的信念，並無法成功治療癌症與其他慢性病。**

歐洲最新的溫熱療法

歐洲最新流行的全身溫熱療法，是刻意將全身加熱，讓核心體溫達到攝氏三十九至四十度（平均四至八小時）或四十一至四十二度（平均兩小時），再配上低劑量的化療，達到去除或控制癌症的目標，對多種末期腫瘤、復發性或有抗藥性腫瘤、間皮瘤（mesothelioma）有效。

德國與荷蘭的臨床研究更顯示，全身溫熱療法搭配上低劑量化療或電療，往往能使病人的**存活率倍增**，但美國卻因為一次大型臨床實驗得到無效的結果而遲緩了進一步的研究，也因此落後歐洲，而事後討論發現，該次實驗的設計與管控確實不佳。另一方面，歐洲許多國家仍繼續研究，還認為全身溫熱療法應成為主流的癌症治療法。

在德國，體溫加熱是靠安全且對粒線體有益的紅外線A來達成，WBH-2000與Heckel HT 3000是常採用的溫熱儀器，而美國則因為危險與顧慮的反對聲音，所以使用得較少；在這一點上，德國的技術比美國先進多了。此外，由於德國的整合癌症治療方案往往把加熱溫度提高到攝氏四一．六至四一．八度，因此治療時間採用較短的六十到九十分鐘。

德國北得艾柏霖（Bad Aiblin，距慕尼黑一個鐘頭車程的小鎮）的聖喬治醫院（Klinik St. Georg）院長佛瑞奇．道伊斯醫師（Friedrich Douwes）是全身溫熱療法的專家，也曾是德國腫瘤科學會的會長，他在進行全身溫熱療法時，還會加上葡萄糖注射來增強腫瘤對低劑量化療藥物的反應強度，有時還會再配上高劑量維生素C。此外，他也會配合運用局部溫熱療法與其他輔助療法。

全身溫熱療法還有一點實驗性質，接受治療的病人也多屬末期，但道伊斯醫師從臨床得到的良好反應，讓他全力推行此法，例如化療藥劑往往無法到達轉移至腸道的腫瘤，全身溫熱療法卻可以克服，所以也得到良好成效。除了低劑量化療，德國整合醫師也有人採用其他療法搭配溫熱法進行治療——例如使用來自豬脾臟的免疫胜肽劑（Polyerga），此免疫藥劑的臨床數據相當充足。位於德國極北邊威翰海文（Wilhelmshaven）的吉山特輔助醫學診所（Gisunt Klinik for Complementary Medicine）的赫格・偉納（Holger Wehner）醫師廣泛採用皮下、肌肉、靜脈注射與口服的免疫胜肽劑，所有的癌症病人即使沒有延長生命，生活品質也因此得到改善。

免疫胜肽劑是著名的德國癌症醫師沃特・庫魅（Walter Kuhlmey）在五〇年代所發現的，累經多年與多國臨床治療上所顯示的特質計有：壓制癌細胞成長、刺激淋巴球繁殖、刺激淋巴球反應力、提升經歷過化療病人的免疫力、減少皮膚黑色素瘤與肺癌腫瘤轉移。

從一九八九年起，位於德國傑斯頓市（Dresden）著名的癌症整合醫師曼費德・凡阿登（Manfred von Ardenne）發明了「全身性多重癌症療法方案」（systemic Cancer Multistep Therapy, sCMT），包含極端全身溫熱療法、誘導高血糖療法與相對高氧療法三大主軸。在病人全身溫熱時，除了使用低劑量的化療藥殺死癌細胞外，注射葡萄糖也會讓癌細胞酸化且更容易凋亡，高氧治療則能提升治療期間的血液流暢性與呼吸效率。許多醫師則按照此整體治療方案稍做添加或變動。

呼吸、高氧與臭氧療法

關於氧氣的重要性，得兩次諾貝爾獎的科學家奧圖・瓦勃格博士曾說：「癌症只有一個主要致因……就是取代身體細胞正常有氧呼吸的無氧呼吸。」史蒂芬・樂文（Steven Levin）宣稱：「組織缺氧或缺氧狀態是所有退化性疾病的根本致因。」

高氧療法和高氧水

瓦勃格醫師提出的早期癌症理論中，曾指出癌細胞厭氧的特性，雖未被主流採納，卻被許多另類與整合癌症醫師採信，所以深度呼吸、有氧運動、高壓氧治療法也被此分流採用。

高壓氧的運用已愈來愈普遍，自然醫學醫師薩伊・拉坦希（Zayd Ratansi）經過多年觀察後，他發現高壓氧對癌症治療有很大的正面作用，但臺灣目前引進的高壓氧艙太貴重，致使推廣不易，而新型的可摺疊式高壓氧艙可望能減低成本，讓高氧療法能更普及、造福更多病人。摺疊式高壓氧艙可洽：

Jeff Hope
機型名稱：OxyHealth LLC
10719 Norwalk Blvd.
Santa Fe Springs, CA 90670
www.oxyhealth.com
Tel：1-562-906-8888
Email：info@oxyhealth.com

若無高壓氧艙可使用，退而求其次的方法是多喝真正的**高氧水**。一般小分子化的水只有五ppm的氧氣，不足以稱做高氧水，坊間有高達數十、甚至上百ppm的含氧水，這才是我說的高氧水。小分子的水較為甘甜，而經過高氧處理會讓水分子細小化，因此嘗起來會有甘甜味，這是我親自體驗過的。

最實惠的呼吸療法

假如礙於經費而無法進行高氧或下頁即將介紹的臭氧療法，自己學會呼吸療法是最經濟實惠的途徑。坊間有幾種呼吸療法，癌友不妨探究一下，例如印度古儒吉大師（Guruji）的志工組織──「生活的藝術」臺灣中心，便有許多老師教淨化呼吸法與帶團練。

深呼吸比活動更能促進淋巴循環，有時甚至可高達十到十五倍之多。大多數現代人已忘了好好深呼吸──據說源頭是出生時的生產創傷所致，胎兒出生時被醫生倒抓、拍屁股震醒，所以人生的第一口呼吸與驚嚇有著負面關聯。

山姆・偉斯特博士（C. Samuel West）發現，病人若將正向的療癒信念專注於想修復的身體部位，同時反覆碰觸該部位，並在彈跳床上維持輕鬆散步與深呼吸的步驟，可以加速療癒。在彈跳床上微微彈跳會產生電磁場，擴大正向的療癒信念。

血液紫外線照射法從一九六〇年代後也逐漸被用到癌症治療上。從病人體內抽取一百到兩百西西的血液，先與氧氣混合，使血液轉為鮮紅色，再照射紫外線，然後慢慢回滴病人靜脈。血中的氧氣因紫外線照射而轉換成臭氧，所以擁有如臭氧療法般的效果。此法也是每週施行的，進行一到兩個月，不過沒固定時間表，視病人狀況而定。

愈來愈多醫師使用的臭氧療法

臭氧注射是德國另類醫學常運用的療法，在病毒上的治療效果極佳，有些醫師會直接注射臭氧到身體表面可碰觸或撫摸到的腫瘤——很多厭氧菌和癌細胞也怕臭氧。請注意，醫療臭氧的生成是以純氧為原料，再經醫用臭氧機製造出來的，不是坊間所謂的負離子機或臭氧空氣濾淨器，後者製造的臭氧含氧化氮物，因為空氣中有八〇％是氮氣，而非氧氣。醫用臭氧製造機可從下列公司購買：

Longevity Resources
機型名稱：Precision Ozonation Systems
www.longevityresources.com
Tel： 1-250-654-0092
Toll free： 1-877-543-3398
Email：info@longevityresources.com

已過世的德國另類醫師漢斯‧尼伯（Hans Neiper）曾說過：「我無法透露那些來我診所接受臭氧療法的美國政府領袖、癌症機構首長及其朋友們的名字……不過，雷根總統真是個好人！」

臭氧有超級充氧的能力，因此可提供身體足夠氧氣來進行所有的生理功能，有助於維持一個健康的環境，增強身體抵抗疾病的能力。

從生化作用上來看，臭氧扮演一個強烈的抗氧化物兼氧化物，能激發免疫系統，促進血液循環、刺激氧氣代謝作用、增加酵素生產和保護細胞膜。做為氧化物，臭氧比較有意思的特質是破壞細菌、病毒、蕈菌、酵母菌、原生菌及溶解惡性腫瘤。臭氧能分解壞細胞與上述的壞蛋，因為壞蛋通常缺乏健康細胞擁有的酵素，無法行抗氧化作用來自我保護，沒有這種保護作用，細胞膜就會受到自由基的損害，造成細胞膜破裂和死亡。

醫療用的臭氧是把過濾的「純」氧（不是一般空氣）經過電弧器（corona discharge）電擊而產生的，這個過程有點像是在模仿大自然中的雷擊，所以經此加工處理過的氣體具有氧氣及臭氧，但當中的臭氧只占了少數。

臭氧的臨床運用方法一般有五種：注射、灌注、吸入、口服和皮膚穿透。

- **注射或大自血療法**是直接注射臭氧到一條靜脈、動脈、肌肉、關節或腫瘤，腫瘤若離表皮不遠，亦可以用皮下注射方法施行。

進一步了解

認識臭氧

人們對臭氧最大的誤解是：它是空氣汙染物，對人體有害。這絕對不是真的！

臭氧是自然產生、一種短暫存在的氧氣型態，當氧氣從植物的光合作用產生時，它會因為比空氣輕而浮至上層的大氣層，在紫外線或雷擊的高能量作用下形成單態氧，單態氧再與自然的氧氣結合，形成具有三個氧分子的臭氧。

臭氧比空氣重，便下沉回地球，只要與任何汙染物接觸，兩者就會結合——特別是汽車排放的氫碳廢棄物（包括一氧化碳、二氧化氮、二氧化碳），形成毒性較低的氧化物。所以，**臭氧能夠潔淨空氣**，而非汙染空氣，它是大自然賜予我們的清潔劑，而不是都市空氣汙染塵霧的一部分。

臭氧的研究與臨床運用已有一段歷史。臭氧在一八四〇年被德國人熊本（Christian Frederick Schonbein）發現，因有特殊臭味而被命名為臭氧。臭氧的首次醫學運用發生於一八七〇年，藍德醫師（C. Lender）在試管中用臭氧淨化血液。

臭氧的醫學到現在仍運用不已，最值得重視的是西懷德・瑞林醫師（Siegfried Rilling）和瑞芮特・維邦醫師（Renate Viebahn）合著的書籍《臭氧在醫學的使用》[1]，它是此議題的標準教科書，出版於一九八七年。

適當的醫療運用證明臭氧在治療許多疾病上是安全和有效的，臭氧療法目前已被超過二十個國家和美國的十三州承認。

- **灌注**是把臭氧引入耳朵、陰道、肛門和尿道之類的空腔。
- **吸入**是呼吸經過橄欖油泡沫的臭氧，而不是直接吸入臭氧，如此一來，臭氧變成了一種臭氧化物，能非常安全地由肺吸收。
- **口服**是由喝臭氧化的飲用水達成，口服臭氧化的橄欖油亦是。
- **表皮穿透**則是把身體治療部位用袋子或衣裝包著，然後灌入臭氧，也可以塗抹臭氧化的橄欖油，或者用漏斗罩住，最後也可以用臭氧桑拿浴的形式來提供臭氧療法。

臭氧的使用方法、使用量、暴露時間則依個人狀況而定。臭氧療法在整合醫學上的運用非常稱職，它可以搭配許多其他療法，副作用在技術純熟的醫師手中幾乎是不存在的，但正向的療效——癒合危機或好轉反應——會出現，會有類似感冒的徵狀，通常持續最多三天，只要多喝水、多休息、吃得營養就能減輕程度。

臭氧在施打入病人體內後會有四種反應：

(1)增加殺菌與殺病毒活性。
(2)活化有氧代謝與抑制無氧代謝。
(3)製造脂肪性過氧化催化能力。
(4)與不易氧化和積存於結締組織的毒素反應，使排除增快。

一般都是每週注射兩次，剛開始是二十西西，再每次增加五西西，逐漸上升至三十西西，此療法最重要之處是一定要持續，並小心追蹤成效。

臭氧療法在醫療上應用於癌症、骨炎、風濕性關節炎、口腔感染、橘皮消除、青春痘、過敏、敗血控制、鼻竇炎、帕金森氏症、肝炎、愛滋病等等，不勝枚舉，是運用廣泛、療效好、安全又廉價的治療方法。下次雷雨過後出門，聞到新鮮乾淨的空氣，趕快深深呼吸一口，謝謝臭氧吧！

高劑量維生素C療法

最近美國堪薩斯大學（University of Kansas）發現，從靜脈注射高劑量維生素C，能在不傷害正常細胞的情況下殺死癌細胞，還能減少傳統療法的副作用。這次研究也為四十年前就出現的觀點——「維生素C有助抗癌」——提供了有力證據，此說法由諾貝爾化學獎得主萊納斯．鮑林博士（Linus Pauling）在一九七〇年代提出，甚至平反了早期否定維生素C有助抗癌的負面研究。

據報導，研究人員將維生素C直接透過靜脈注入癌症病鼠與二十二名人類病患體內，此實驗也同時在生物體外進行。研究結果發現，癌細胞對維生素C非常敏感，腫瘤體積會開始逐漸縮小，但鄰近的健康細胞卻完全沒有受到傷害；此外，還有一小部分病鼠的化療副作用減輕。此研究結果刊登於《科學轉化醫學期刊》[2]。

鮑林博士認為，**高劑量的維生素C可增強包圍癌細胞的組織強度，防止癌細胞擴散**。但是後來的研究發現，血液裡的高劑量維生素C會使血清含高量的過氧化氫——正常細胞具有足量的過氧化氫分解酶，不會受到影響，癌細胞則會因為嚴重缺乏分解酶而導致衰亡。此外，若過氧化氫濃度夠高，感染源也將無法生存。維生素C引致的過氧化氫產生也讓此療法跟前述的臭氧、高壓氧、血液紫外線照射等療法有高度關聯。

事實上，美國國家衛生研究院也曾發表過三例放棄化療、轉而接受高劑量維生素C注射而病情好轉的個案。研究團隊成員珍妮博士（Jeanne Drisko）表示，維生素治療癌症如果獲得全面證實，能讓病患享有更安全、低價、副作用又少的抗癌方式。但是，正統醫學還是說，維生素C屬另類療法，有待更多研究。可是湯姆斯・李維醫師（Thomas Levy）的書《療癒無藥可救者》[3]中提到，高劑量維生素C是任何情況下最該被利用的藥物，不僅抗感染源，還有解毒功能，堪稱是萬靈丹。

李維醫師原本是正統醫師，在因緣際會下被另類醫學治好疾病而轉行，在與美國生物牙醫一代宗師賀金斯牙醫合作多年中，目睹其飽受迫害的歷程，因而修了法律學位以捍衛自己及其他另類醫師。

李維醫師極力研究所有與維生素相關的科學文獻，起先他是被克廉那醫師（Frederick Klenner）的高劑量維生素C療法所激勵——克廉那醫師在一九四九年美國小兒痲痺症蔓延巔峰時，成功的用高劑量維生素C療法治癒六十名小孩，完全未留下任何後遺症，然而他當時在美國醫生協會年會中提出的成果卻絲毫不被正視。

李維醫師在多年研究與治療病人的過程中見到了高劑量維生素C無與倫比的成效，於是據此做出許多有力結論。他認為，高劑量維生素C抗感染源的可能機制作用有：

1增強干擾素生產，干擾素用於治療病毒感染。

2增強巨噬細胞活性與一氧化氮生產，殺死入侵感染源。

3白血球會在細胞內濃縮維生素C，帶到感染處使用，增強局部性過氧化氫（雙氧水）的生產而達殺菌作用。維生素C與過氧化氫在細胞培養基的實驗顯示能溶解細菌的細胞壁。

4增強T型淋巴細胞的免疫反應。

5增強白血球細胞激素的生產，細胞激素通常會調控免疫系統。

6增加T型淋巴細胞的數量——透過對某些T型淋巴細胞凋亡的抑制與加強繁殖來達到此一目標。

7增加B型淋巴球的繁殖與抗體的產生，以及補體的生產來增強殺菌力。

8抑制病毒與細菌利用神經氨酸酶（neuraminidase）脫離人體黏膜的保護藩籬、侵入體內。

9增強殺手細胞的活性。

10增強生產能調控T型淋巴球之發炎反應的前列腺素。

11中和組織胺對人體的過敏性與毒害。

12中和感染源帶來的自由基氧化壓力。

13增強對疫苗的免疫生成反應。

14化痰作用。

15讓細菌細胞壁更通透，使抗生素更有效進入細菌體內殺菌。

所以，對一些誘發癌症的DNA病毒或RAN病毒，高劑量靜脈維生素注射（五十至三百公克）是有所幫助的。高劑量維生素C也有解毒功能，能解的毒素已知有：

1酒精與其代謝物乙醛，甚至是假酒中所摻雜、更毒的木精甲醛。

2巴比妥鹽（Barbiturates，鎮靜劑、安眠藥、抗癲癇藥）。

3一氧化碳與香菸的煙霧毒，甚至是尼古丁化毒。

4細菌內毒素（通常比外毒素要更毒）。

5高鐵血紅蛋白血癥或腸原性青紫癥。由下列西藥造成的問題：Acetominophen, Dapsone, Flutamide, Metoclopramide, Nitroglycerine, Paraquat, Phenacetin, Phenazopyridine (pyridium), Primaquine, Sulfamethoxazole, Acetanilide, Aniline dyes, nitric oxide, nitrites, amyl nitrile, isobutyl nitrite, sodium nitrite, nitrates, nitrobenzene/nitrobenzoates, nitroethane, nitrofurans, 4-amino-biphenol。

6對許多西藥、天然與人造毒素有解毒作用，包括：安替比林（antipyrines，退熱與止痛藥）、多氯聯苯、醌類、丙烯醛、黃麴毒素、赭麴毒素、benzanthrone（染色劑）、苯、四氯化碳、氯黴素、氯仿、腫瘤藥順鉑（cisplatin）、氰化物、環磷酰安（cyclophosphamide）、環孢素、毛地黃毒苷（強心劑）、艾黴素／小紅莓（doxorubicin）、iproniazid（單胺氧化酶抑制劑、抗憂鬱藥、抗肺結核藥）、isoproferenol、嗎啡、四環素、丙戊酸（vaproic acid，抗癲癇藥）。

7 毒液、蛇毒、蜘蛛毒、美國水蛇毒。

8 毒菇中毒。

9 農藥，包括巴拉圭除草劑、endosulphane、巴拉松有機磷、ＤＤＴ有機氯。

10 重金屬如rubidium、鍶、鉈、鉛、鉻、砷（化合物）、鎘、釩鋁，以及氟與硒。以除汞齊為例，使用量可高達三十五至五十公克，除汞齊前開始注射，直到過程結束，結束後，汞中毒最嚴重者經常能感覺到明顯好轉。

11 輻射毒。

12 stychnine和tetanus toxins。

可惜的是，臺灣很少醫師敢施打如此高劑量的維生素Ｃ。此外，僅口服高劑量維生素並無顯著的治癌功效，要高劑量靜脈注射，加上頻繁口服才能達到治療的效果。

單獨使用高劑量維生素Ｃ，比服用維生素Ｃ以外的抗氧化維生素的總和還有效，當然，兩者合併後效果更佳。槲皮素之類的抗氧化物有助於還原氧化掉的維生素Ｃ。

李維醫師認為，健康成人每日劑量應介於六至十二公克，低於〇・五公克的量反而易產生助氧化的效果。劑量決定最好以腸道耐受度滴定法測試，每個人的劑量不一，有癌症病人可以忍受高達一百公克而不腹瀉——一般人只耐十至十五公克。

至於靜脈注射的劑量，克廉那醫師發現，想快速扭轉病況，就要施打每公斤體重三五〇至一二〇〇毫克的量，低於四百毫克的濃度可以用針筒直接注射入靜脈，高者則用點滴方式，每一公克至少稀釋成五西西的容積。

注射液則是無菌水、生理食鹽水或乳酸林格式液三者擇一，維生素C要酸鹼中和，五百西西注射液含五十公克維生素C是很好的範例。

靜脈注射的維生素C採購來源

College Pharmacy, 3505 Austin Bluffs Parkway,
Suite 101, Colorado Springs,
CO 80918, Tel:800-888-9358

想請教李維醫師的醫師們，可聯絡：

Scientific Health Solutions, Inc.,
1621 N. Circle Drive, Colorado Springs,
CO 80909, Tel:800-331-2303

病人若有急性徵狀，點滴速度要快，五十至六十分鐘打完五百西西，一般情況下二至四小時即可，但仍以臨床觀察病人後再做決定最好。有腎臟問題者要多加注意，療法進行中不要服用鈣片，以免出現反效果——結石常會出現在長期服用鈣片與西藥者身上。

避開各式食物過敏原與反營養素

急性食物過敏原常來自海鮮與堅果，一旦引發過敏，反應往往十分劇烈，甚至可能嚴重致死。相較之下，慢性食物過敏原所造成的不適狀況可能微乎其微、難以察覺，某些癌友也因此對其毫無戒心。

功能性醫學裡講究的慢性食物過敏檢測與一滴活血的顯微鏡顯示，可以證明病人是否有食物過敏的現象。吃完飯後的一滴血檢測若顯示血球沾黏在一起，很可能代表著食物裡有慢性過敏原，可能是IgG4（一種抗體）媒介的過敏反應，也可能是凝集素造成的細胞反應。

IgG4會與食物抗原結合成免疫複合體而囤積於不同身體部位，造成組織傷害。只要八毫升的血液就能檢測出此過敏反應，臺灣有幾家生技或代理公司能提供此檢測。

反營養素則是拮抗、壓抑或破壞營養素的物質，如凝集素存在於大豆、花生、利馬豆、菜豆、扁豆、豌豆、馬鈴薯、香蕉、芒果，以及小麥胚芽中。

顧名思義，凝集素會凝集紅血球、干擾胺基酸、甲狀腺素及脂肪的吸收，無助於營養素的吸收，故名為反營養素。食物中的凝集素除了會損傷小腸絨毛、增加腸道通透性（讓大分子食物與病菌輕易進入體內）、降低蛋白質消化力，還能主動被運輸穿過腸壁進入血液循環，一旦進入組織與器官，就會沾黏上細胞，造成發炎與不良免疫作用。

凝集素也會增加人體對食物的過敏性，可能誘發免疫系統製造抗體與之對抗。此外，凝集素還會增強既有的發炎反應——包括所有的自體免疫疾病。凝集素刺激腸道多胺類的生成，多胺類會減少自然殺手細胞的量，造成口臭；多胺類同時也是人體的生長因子，會促進消化器官生長，當實驗動物攝取凝集素時，大小腸、胰臟與肝臟會變大。臺灣目前尚無凝集素的檢測服務，患者只好自求多福，盡量減少攝取容易誘發過敏反應的高含量凝集素食物。

反營養素種類也真不少，隨便一算也能數出底下十一種：⑴造成甲狀腺腫物（壓抑甲狀腺素的硫代葡萄糖苷）；⑵生氰苷；⑶棉酚；⑷酚類物質；⑸植酸；⑹草酸；⑺膽鹼脂酶抑制物；⑻蛋白酶抑制物；⑼凝集素；⑽生物胺；⑾抗維生素。底下就對這些反營養素做一些簡略的介紹與對應的烹調方法。

- **造成甲狀腺腫物**：這類食材吃多了會造成甲狀腺腫大，不是因為碘太多造成甲狀腺激亢，而是食物含阻擾碘代謝的因子，造成甲狀腺拚命空轉而發炎腫大，這類蔬果包括：所有的十字花科植物——如白菜、油菜、甘藍、花椰菜、蘿蔔、蕪菁、芥菜，以及水果中的草莓與桃子。我有時候想，這是否正是古人將這些蔬果列為寒性食物的主要原因？

干擾碘代謝的物質是硫代葡萄糖苷被芥子苷酶活化後的異硫氰酸、硫氰酸鹽、腈，所幸硫代葡萄糖苷

煮熟或發酵以後就很容易消失。白菜、蘿蔔、芥菜往往發酵做成醬菜，其他的十字花科食物經煮熟後，那澀澀的味道也會消失，而且變得甘甜。

• **生氰苷**：是有毒氰化物。我們都知道竹筍不能生吃，一定要煮過，烹煮的過程就能破壞生氰苷。樹薯做成粉之前也要大量水洗，去除生氰苷，同時也能將澀味轉變為甘甜。其他含生氰苷的食物包括：苦杏仁、櫻桃籽、杏仁、桃籽、高粱（葉與幼芽）、黑豆、利馬豆、斑豆、亞麻仁籽（亞麻苦苷）——眾人稱讚的亞麻仁籽居然也不是那麼容易消化與吸收，發酵過後會更好。

• **棉酚**：存在於棉籽中，會抑制胃蛋白酶，限制載鐵蛋白與螯合鐵。選育過的棉籽是優良蛋白質來源，但卻變得容易受黴菌感染，所以基改仍舊不如天選。

在美國，愈來愈多人被發現對酚類物質敏感，這類物質包括黃酮類化物（洋蔥的槲皮素與綠茶的兒茶素）、水解與凝集型單寧酸（如茶、花生與高粱，會結合蛋白質造成沉澱、抑制消化酶、傷肝與造成脂肪肝）、香豆素（柑橘油，損害凝血與傷肝）、黃樟素（檫樹揮發油）、肉荳蔻醚（黑胡椒、胡蘿蔔、香菜、西洋芹、芹菜、蒔蘿）。所以，對這些看似健康的食物不要完完全全放心，應細心體會食用後的身心反應。

• **植酸**：對鐵、鎂、鋅、銅、錳的吸收有負面影響，許多種子的麩皮與胚芽、穀類、豆類、堅果都含此物，所以原始部落往往會以浸泡、催芽、發酵的方式來移除植酸——最顯而易見的事實是，處理過的豆類與種子會比較容易消化與吸收。

以芝麻為例，明代藥王孫思邈吃芝麻前要經過九蒸九曬，一般人看來是過度烹調，但其實是在移除植酸，讓芝麻裡豐富的礦物質可以被人體吸收運用。因此要記得，採購芝麻時，以催過芽者為上選。

- **草酸：**和植酸一樣，會減少二架陽離子（礦物）的可用率，來源有大黃、菠菜、甜菜、馬鈴薯、茶葉、咖啡、可可。其實還有很多食材含草酸，不一一介紹的原因是，這些食材經過烹煮之後，草酸含量往往會大減。例如，菠菜生食與熟食的味道就有很大差別，草酸的吸礦物能力則可從食用菠菜後牙齒表面變粗糙而感受出來。
- **膽鹼脂酶抑制物：**存在於西非的毒扁豆與龍葵族（如馬鈴薯、青椒、茄子、番茄等）的茄鹼及卡茄鹼，它們是糖苷生物鹼或固醇類生物鹼，高劑量的毒性與有機磷農藥是相似的，所以不容小覷。當馬鈴薯受到光照、真菌感染或發芽時，茄鹼量會增高，此化合物具熱穩定性，也不溶於水，因此**無法靠烹飪消除**。

再特別告訴你，食品公司和連鎖餐飲業所使用的馬鈴薯往往含有低量的茄鹼，我也常告誡癌症或慢性病患，不要吃包含馬鈴薯在內的龍葵族蔬菜。

- **蛋白酶抑制物：**種類很多，在牛奶中有胰蛋白酶抑制物，要以攝氏八十五度加熱一小時才能破壞，一般的牛奶殺菌方法無法破壞此酶，因此牛奶沒有那麼容易消化，還可能造成其他蛋白質的消化不良。胰蛋白酶與胰凝乳蛋白酶抑制劑則存在於豆類、蔬菜、牛奶、小麥、馬鈴薯；彈性蛋白酶抑制劑存在於大豆、豆類、馬鈴薯；雞蛋中則有黏蛋白，會抑制胰凝乳蛋白酶，在沸騰溫度下十五分鐘會失去活性。所以吃蛋最好用水煮，讓蛋白煮熟以減少黏蛋白的反營養作用，半生的蛋黃則可保留未氧化的膽固醇與卵磷脂，這樣吃最營養。

大豆的胰腺酶抑制劑會干擾齧齒類實驗動物的生長，對喝黃豆配方奶長大的小孩是否影響很大？還有人說，大豆的植物雌激素很高，對受雌激素影響的腫瘤是否作用也很大？由上述的資訊歸納，大豆其實是很不易消化的食物，對胃腸衰弱的病患不是福，難怪會被葛森醫師列為禁食項目。然而，臺灣有很多素食者過度倚賴大豆與大豆製品，建議大家可以從吃素歷史最悠久的印度文明學習如何吃多種豆子與穀類；浸泡、催芽、發酵便是他們常用的手法。所以，如果要吃大豆，我通常是吃低鹽味噌或印尼傳統發酵的大豆——天貝（tempeh）。

- **凝集素：**存在於大豆、花生、利馬豆、菜豆、扁豆、豌豆、馬鈴薯、香蕉、芒果，以及小麥胚芽。顧名思義，凝集素會凝集紅血球、干擾胺基酸、甲狀腺素及脂肪的吸收。可利用一滴活血的顯微鏡技術，觀察比較餐前餐後的血球是否有凝聚成團的現象，若有，該餐所吃的食物中便有讓饕客血球凝集的副作用，末梢微血管循環會受影響，因為微血管只能容納一顆紅血球通過，黏在一起的血球團則無法通過。

蓖麻油中的蓖麻毒素是很強烈的凝集素，所以很毒，要用水蒸氣破壞。凝集素是常被大家忽略的反營養食物成分，應多正視此議題。

- **生物胺：**有害的生物胺來自於肉類與魚類腐敗產生的腐胺與屍胺，以及組織胺（瑞士奶酪曾爆發此毒），豆類製品的醬油、豆醬和調味品含高酪胺，褐變反應也會產生生物胺，這些生物胺類物質對血管有破壞作用。所幸醬油、豆醬和調味品用量一般來說並不大。

• **抗維生素：**會抑制維生素的活性——如水果與蔬菜的抗壞血酸氧化酶會破壞維生素C，在有氧作用下，會使新鮮果汁的維生素在一小時內損失一半；生魚片含硫胺水解酵素，會裂解對人體有益的硫胺；單寧酸也被發現會破壞硫胺，所以飯後不要馬上喝含單寧酸的茶；香菇含維生素B_6（吡哆醇）的拮抗劑，亞麻仁籽中的穀胺酸、脯胺酸也是維生素B_6的拮抗劑。蛋白中的抗生物素蛋白（avidin）會與生物素形成複合體，使之無用，還好抗生物素蛋白對熱很敏感，能輕易加熱破壞。

營養療法

不屑營養療法是正統西醫治病上最大的敗筆，反倒是另類醫師最強的優勢，向不懂營養與功能性醫學的西醫詢問營養學，猶如向無性經驗的和尚求教性愛技術，殆已。

羅傑・威廉斯的營養學經典著作《生化的個人性》裡強調了以下要點：(1)人體的每一部位皆非常個人化；(2)人類在顯微和大體解剖層面上有非常高度的獨特性，不論是在器官的功能上或體液的成分結構上皆如此；(3)遺傳差異性衍生到結構和每個細胞的代謝，並且決定細胞運行必需功能的速度和效率；(4)在細胞層次上不均衡或不恰當的營養是人類疾病的主要致因；(5)人們的營養需求不僅是遺傳上決定的，而且是高度個人特異化。

分子矯正醫學是利用高劑量的營養素做為藥物以治病的營養療法。最早是針對精神病症的醫療，但發展過程中發現對癌症病人也很有幫助，所以許多另類癌症醫師也採用營養療法來輔佐另類癌症療法。

治療癌症最普遍的營養素當屬（超）高劑量的維生素C與鈣鎂同服，從口服十公克到三十公克不等，到可容忍不腹瀉的極限，甚至可能高達靜脈注射一百二十公克劑量。雖然正統醫學一直否認維生素C的抗癌療效，但新進的藥理學卻發現，注射高劑量維生素C時，血液中的過氧化氫濃度會升高，也因此對感染病菌與毒素有殺菌與氧化作用（詳見一九六頁）。

維生素B_6也是經常被使用的營養素，對膀胱癌特別有幫助。

另外一個常被採用的是維生素B_3的菸鹼酸，連非分子矯正醫學派別的葛森醫師也發現，菸鹼酸能恢復細胞膜上的電位差，對癌症病人有益。服用菸鹼酸後，皮膚會變紅且有炙熱感，血液循環加速，其實就是打通氣血的證明。

明星湯姆・克魯斯（Tom Cruise）在山達基機構大量排毒時，會先服用菸鹼酸，再做運動促進氣血，接著進出乾式桑拿浴機三小時，連續數天便可大量排毒。此法值得採納，也算是一種溫熱療法——不過事先聲明，我並非山達基教派成員，也不打算推廣山達基或戴提尼（山達基的理論基石），僅提供有用的訊息助人。

許多正統癌症醫師會告訴病人，治療期間不要服用抗氧化劑，說會影響療效，其實這是不被臨床結果支持的理論學說。根據臨床研究，高劑量抗氧化物的服用往往能**提高療效與減少副作用**，起到保護病人的作用；最重要的關鍵是劑量一定要夠高，例如乳癌病人服用Q10輔酶的劑量一定要高達每天兩、三百毫克才有效。

在營養魔法中，補充品的項目很多，都是為了力求回復身體功能的失常，舉例來說：服用肝和其他臟器萃取物來取代或補充排毒和防衛系統（有點像中醫吃肝補肝的作法），至於細胞的修復，從特定生物萃取的RNA和DNA補充可以幫助嚴重受損的細胞重生；經常大量補充維生素、礦物質和特殊草藥物來回復正常新陳代謝也是一項關鍵要務——特別是補充能支持與修復粒線體的營養素與草藥，德國整體癌症醫學界現在也非常正視細胞發電廠——粒線體——的修復。而服用消化酵素來取代喪失的消化功能之前已討論過。

補充水分是很重要的基本療法，不但能幫助上述療法排除壞死癌細胞及廢棄物，還有助於改善肝腎功能。若治療期間有很不尋常的口乾舌燥現象，一定要多喝好水，甚至以含氧量高的甘甜水幫助排泄。

法蘭西斯・布登傑（Francis Pottenger）是一位施行營養療法的醫師，他最著名的事蹟是給貓喝生和熟（煮過的）牛奶做對照實驗。

喝生奶的貓，三代都健康良好、繁殖力強，喝熟乳的貓不僅不健康，還有暴力傾向、生產力低，到了第三代便完全失去生殖能力了，證明生食是保留營養素的必要方法。

另一位營養先鋒是羅約・李（Royal Lee）牙醫師，他就是「標準方法」（Standard Process）公司創立者，一家世上最出名的維生素補充品公司。

這兩位先鋒在三〇與四〇年代對自律神經有突破性的研究，他們了解每個人對營養的需求不一，而自律神經對這種需求具有決定性的影響。自律神經分交感與副交感兩分支，又是代謝作用的主要監督者，在無意識、非自主的控制下幫身體運作。他們發現有些營養素會刺激交感神經、抑制副交感神經，有些營養素則相反。

布登傑最早使用鈣和鉀來平衡自律神經，李則更進一步界定與自律神經不平衡有關的各種健康問題，並且找出更多足以平衡自律神經的營養素。

前述兩人都還只是停留在將營養當成藥來治病，凱利牙醫師則更進一步運用自律神經來調節患者的營養需求，而不專注在疾病和徵狀的消除。

營養素之間有相互依賴性，每次只用某一樣來治病，即使在最好的情況下，也只能得到短暫的療癒，要達到痊癒，就應該用營養療法來建構健康，而非治病，所以凱利的看法又更跨出了一大步。他稱自己的療法是「非特定性」、但更專屬於個人化的代謝型態定位法。

他初期的代謝定位法把人分成三種，分別為交感占優勢、副交感占優勢，以及均衡三種形式。左頁的問卷可以幫助你為自己的自律神經找到定位。

二一〇頁的圖是較複雜的後期代謝型態定位法分類，共十型。從左到右分為三組，左邊A組的一、四、六型是交感神經占優勢者，中間三、九、八、十型是平衡者的C組，右側二、五、七型是副交感神經占優勢者的B組。

表1. 定位你的自律神經形式

特徵	慢氧化交感優勢／碳水化合物型（偏素食）	均衡者／混合型（雜食）	快氧化副交感優勢／蛋白質型（偏肉食）
親密性／情愛性	不太高	平均	很高
老化現象	比實際老	與實際年齡相當	看來年輕
冷漠性	冷淡、有距離	平均／一般	熱情、開放、表達力強
胃口	弱、缺乏、減少	一般	強、過度、增強
處理問題方式	系統性、邏輯性、有次序	有邏輯又有直覺	衝動、直覺、感性
氣候	喜溫熱氣候	不在意	好冷厭熱
嘴疹、熱疹	鮮少／從未	有時	經常
專注力	好	一般	差
頭皮屑	鮮少／從未	偶爾	常有
消化	差、弱、慢	一般	好、強、迅速
睡前吃東西	打亂睡眠	沒關係	睡得比較好
吃東西的習慣	為了存活而吃	一般的吃東西習慣	為吃而活，需常吃
情緒表達	表達有困難	一般	容易表達
情緒	控制在表面下	一般	表露於外
內／外向	內向	一般	外向
眼球水分	乾眼傾向	一般	濕眼傾向
臉色	偏白	一般	紅潤
臉部色調	黯然，不清晰	一般	光亮、清晰
風尚	流行	稍微注意	不在意
油膩食物	不喜歡	可有可無	喜好
對油膩食物反應	能量與適感降低	一般反應	適感增加
4小時不吃	沒問題	有飢餓感	不耐煩、易怒、虛弱或憂鬱

可透過代謝型態的專業判斷或從表1與此圖的各型描述判斷。[4]

・**第一型：**是強烈交感神經占優勢者，最接近純素者，對碳水化合物的消化很慢，吃紅肉或高普林的蛋白質食物（例如鮭魚或沙丁魚）反應不佳，此型者吃百分之百生食卻很好。

・**第四型：**交感神經占中等優勢，比較有偏向平衡的趨勢，對碳水化合物的消化比第一型稍微快些，吃紅肉時不會感到不適、虛弱或噁心，但需要和想要吃的紅肉很少。適合吃六〇%的生機飲食。

・**第六型：**交感神經占中等優勢，不過是非常無效率的代謝者，需要大量營

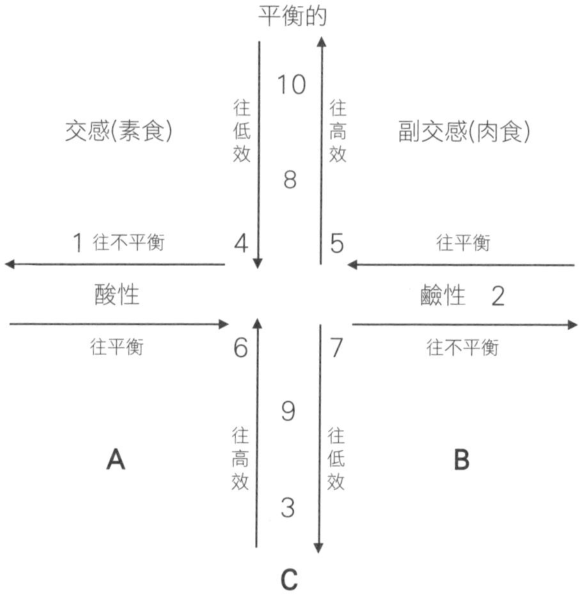

橫軸代表自律神經，往左是偏交感神經，往右是偏副交感神經，中間屬均衡。縱軸呈現細胞氧化代謝功效，橫軸上端比下端強，中間屬較均衡。利用書中許多不同療法與排毒都有助恢復自律神經平衡與增強粒線體能量生產功能及細胞代謝功率，所以簡單的三型代謝（偏素食／碳水化合物、偏肉食／蛋白質，和均衡／雜食）定位法即可幫助癌症病人做飲食選擇。

養補充品來滿足偏向素食的飲食，需要吃六〇％熟食，無法應付加工、變質的食物，一定要補充胃酸來幫助消化。

與一、四、六型相反的是右側的二、五、七型，屬副交感占優勢的B組。

- **第二型：**強烈副交感神經占優勢者，最適合吃肉，有快速氧化系統，但或許太快了，因此容易有低血糖的現象。光吃蔬果時，體能會像不倒翁一樣上下起伏不定，吃大量肉時很有滿足感，特別是油膩、厚重和高普林的肉類，典型的牛排與馬鈴薯饕客。

癌症啟示錄

真的有效！凱利牙醫師的代謝型態營養療法

鞏查拉斯（N. Gonzalez）對凱利的病人的回顧性研究結果指出：審查凱利醫師的病人檔案中，二十二位胰腺癌病人被挑選出來，這些病人皆符合嚴格的研究標準——例如都在一個主要醫學中心獲得取樣切片診斷。

胰腺癌在西醫界的五年存活率幾乎是零，所以代謝定位法有效沒效，馬上見真章。

在另外一部分的研究調查裡，鞏查拉斯從三萬人中篩選出一千名病人——這些人的檔案符合原本的高標準選擇範疇，他打算從這一千名病人中，再挑出五十名來描述書寫。

鞏查拉斯開始從這一千名可能接受調查的候選人進行冗長的電話訪談，打到第四百五十五位病人時，已經有五十位病人符合古德醫生提出來的高標準選擇範疇。

四百五十五名病人在古德醫生的篩選原則下，再淘汰至一百六十名，每一位的醫療檔案皆完整取得。隨後行動還包括檢查病人、與病人的家人和醫生訪談等工作。

最後五十名代表案例被囊括於一本三百頁之長的稿件，詳細記載著研究細節，這份稿件後來出版成書，未出版的還有兩百多頁，包括醫療紀錄。

這五十名病人代表二十五種不同的癌症，二十八名為男性，二十二名為女性，治療前的年齡從二十一歲到八十三歲，鞏查拉斯完成研究時，病患年齡範圍是三十三到八十三歲。病患來自二十四州，職業皆不同。二十五位病人在兩間或更多的醫學中心獲得診斷證實，二十三名在梅約診所、史隆—凱特林紀念醫院，M.D.安德森醫學中心等主要醫學中心受診斷。

四十八名病人都有取樣切片證實癌症的診斷。另外兩名是開刀以後，腫瘤太大無法切除，進行手術的外科醫生認為診斷已非常明顯了，故未再切片取樣實證。

這五十人在進行調查時，平均存活時間已有十年——在那之前，每個人不是被西醫診斷為末期癌症，就是被評估為癒後非常差——結果卻非常傑出。古德醫生這才又叫鞏查拉斯醫生專挑一種癌症來做深入研究（胰腺癌），看看是否能得到數據性的成果。結果如表2所述。

雖然凱利醫生的成效傑出無比，是醫學界無以比擬的，但古德與鞏查拉斯明白，凱利的療法若不能在其他醫師手上複製出同樣好的療效，或比正統療法更具優勢，一切都將白忙一場，對癌症治療也沒實際效用。所以，鞏查拉斯醫生從一九九三年到一九九六年四月，在執業中將十名病人納入實驗研究，這十人皆有手術無法切除的第四期胰臟癌，也都經切片證實；後來有一名病人退出，第十一號病人才被加入，但退出者的數據仍被保留下來。

此研究到一九九九年一月十二日截止時，十一位病人中，九位（八一％）存活超過一年——五名（四五％）超過兩年，四位超過三年；兩位還活著——一名超過三年，另一名是四年。

這些結果比一九九五年開始存檔到「國家癌症數據檔」的存活率還高，該檔案顯示，胰臟癌的一年存活率是二五％，兩年存活率是一〇％，這兩個數字來自各期癌症的病人，而非僅指第四期的病人。難怪原本負責監督此研究的生物統計學家，一見到統計上呈現出顯著療效時，就立刻首肯研究的公開發表。

這個小型實驗進一步證實，凱利醫生積極的營養療法連最致命、最具侵略性的癌症皆有療效，最重要的是，此法每年只花病人六、七千美元，**比很多西醫和另類療法的費用更合理**——補充品的費用占七〇至八〇％，又不需住院。

有外來研究單位評估鞏查拉斯醫生的醫療成效，發現同樣出色的成果，看來凱利醫師的癌症療法不僅不貴，而且確實有效，更重要的是該療效能在別的醫師手上複製。

表2. 代謝定位法對胰腺癌病人的影響

組別	執行方案忠實度	存活時間
1	病人未遵循治療方案（10人）	平均67天
2	病人部分遵循方案（7人）	平均達233天
3	病人完全遵循方案（5人）	達平均9年 *研究調查時，有4位還活著，過世的那一位是死於阿茲海默症，存活達11年。

- **第五型：**副交感神經占中度優勢，比較有偏向代謝平衡的趨勢，可以享用許多種類的食物，但有許多人發展出低血糖的傾向，且不適合吃全素。
- **第七型：**副交感占中度優勢，但容易偏離代謝平衡，且代謝效率不良，多數時間懶散和生病，吃臟器（像腦、肝、心）和高普林里肌肉較適合，精製和變質的食物會造成代謝紊亂，亦需多加排毒。

C組則是交感、副交感神經平衡者。

- **第三型：**是自律神經平衡者，但可能是代謝效率最差的，生活在現代環境非常不適應，因為同化作用有問題，需要非常優質的天然食物，種類要多，分量也要足，同時需要充足的營養補充。
- **第八型：**在美國人中是最普遍的，一般而言大抵健康，自律神經很均衡，中上以上的代謝效率，比大多數人更能靠速食和超市食物存活，因為自律神經的適應力與效率好。不過畢竟不是超人，所以之後會有健康問題出現。
- **第九型：**平衡型，但稍微再低一點的代謝效率就會變成效率差的代謝者，熟食最好，吃大量不同種類的食物是最好的飲食方式。
- **第十型：**非常有效率的代謝者，可以把食物消化完全，所以不必吃多，體力好，幾乎什麼都能吃，而且不會有不良反應，但似乎偏好蔬果、全穀類與乳酪。

身心療法與自律神經平衡

根據前文，我們已經知道自律神經平衡對健康很重要，而除了利用營養，還有其他方法能有助於平衡自律神經。

以色斯醫師是利用**超短波（如微波）穿過腦**來立即改變身體的新陳代謝，這是針對視丘與下視丘腦神經中樞的平衡，並一併改變荷爾蒙的回饋控制作用，特別的是，反覆治療會使病人產生反饋的約束作用，無需再治療就可以自動讓腦神經中樞的荷爾蒙生產正常化。

德國製造的Ondamed也有此作用，它是一種刺激組織再生的生物反饋頻率播送能量儀器，能讓原本對放射療法不敏感的腫瘤在腦中樞神經平衡下變得敏感，因此能降低放射線劑量，減輕放療副作用。我在美國夏洛城的好友布塔醫師（Rashid Buttar）與其體系醫師已經治療過一萬兩千名以上的自閉兒，他說小孩子很喜歡此療程，往往在治療過程中放鬆得睡著了。就算不利用現代的生物回饋儀器，也可以透過**呼吸調息**、**氣功**、**瑜伽**、**靜坐**、**冥想**、**有氧運動**等療法，達到平衡自律神經的目標。

所謂五官六識——眼、耳、鼻、舌、身（皮膚）五官，再加上心識——的療法對安神皆有幫助。忙碌的現代生活讓絕大多數的人交感神經亢奮，大多數的五官六識輔助療法都有助於放鬆交感神經。累積至今的許多臨床研究也終於證實，這些身心輔助療法對癌症病人有益，連一些保守的美國癌症醫學中心也開始廣為採用，先進的另類癌症診所或醫院更引進前衛的**靈性療法**。據研究，宗教信仰與靈性療癒對病人也有幫助——現代科學不過是繞遠路的證明了另類領域早已熟悉的事實。

底下是筆者自己的見解：**細嚼慢嚥**、對個人有益的食物與營養素皆有助於平衡自律神經，**身體與情緒的排毒**對自律神經的平衡也很有幫助。最後，透過**轉念**讓自己找到生命的意義，更是讓自己活出樂趣與幸福的終極方法。天天睜開眼睛就感到幸福與快樂，身心怎會不健康？病怎不會舒緩、甚至痊癒呢？

喜歡用藥的醫師常常忽略人體的另一個解剖特徵——結構。**整脊或整骨的結構療法**也算得上是種癌症輔助療法，能讓身體處於結構較平衡的狀態，對整體運作功能有益，對自律神經的平衡也很有幫助。

因此，癌友要多加利用身心輔助療法來增強主要的癌症療法。最後，我要闢謠，有一說按摩或淋巴引流會讓癌細胞擴散，應避免使用這些療法；事實上，這些療法的主要目的不是治療癌症，而是幫助身體運作得更好，對自律神經的平衡往往也有所幫助，不過應該要與其他主要療法配合才好，以其單獨成敗來抹煞這些療法，完全就是偏頗的造謠。

消除正電或靜電

以**中醫**或**針灸**與**推拿**等法治療癌症也是選項之一。我在美國曾聽聞，臺南麻豆以針灸行醫的王福大在癌症治療頗有成就，我因此特地前去拜訪他。

他的針灸有兩大特點，一是針粗，二是針有接地線，後者可卸掉病人身上的正電或靜電——癌症病人通常有正電或靜電過多的現象。

一九九三年克林特・歐伯（Clint Ober）年四十九歲，正值他的有線電視事業高峰，卻因為一個幾乎摧毀他的肝臟膿腫，病至奄奄一息。病癒後，他賣掉他的事業，到處旅遊、尋找生命的意義。某天，他在亞歷桑納州的瑟當那鎮時，突然發現遊客幾乎都穿著有合成鞋底的鞋子，他異想天開地想：如此穿著是否對健康有礙？

回想在有線電視事業時，裝設有線電視一定要裝接地線，才能防止訊號被外界干擾，才不會像以前的電視易受電磁波干擾而影像模糊。於是，他在床上設立一個連有接地線的粗糙傳導網自我實驗，結果身上的電磁波伏特強度變得跟地表一樣，幾乎為零，他還因此一覺到天亮——他多年來一直有疼痛與睡眠不良的問題。持續一週的實驗後，結果依然不變，而且疼痛顯著減輕，得知此事的朋友也紛紛要求他幫他們做傳導網以改善睡眠，這些人也得到了同樣的效果[5]。

睡眠時連結接地線可讓生理恢復正常，列舉幾例：正常人可體松（cortisol）的二十四小時分泌圖像為午夜最低，早晨八點最高，經歷六週的接地線連結後，十二名參與者的可體松分泌從凌亂分布變成典型一致的結果[5]；一滴血檢測也發現，血液也因此變得較不黏稠、血球不沾黏與流速加快。

很多慢性病患的部分大小徵狀可能與地球磁場的連結或脫節有關，**回歸到大自然的懷抱**就是與地表重新連結，簡單如以前祖先赤腳走路，或複雜如地線連結與傳導金屬做的睡眠網絡，都可以幫助我們卸掉身上的正電，或是帶正電的自由基。

除此之外，比較不為人知的電磁波種類還有靜電。摩擦與乾燥天氣會增高靜電的產生，穿著塑膠鞋底在人工地毯上走路，兩者的磨擦可以產生巨大靜電。特別要注意的是小孩子的玩具，許多都是會產生靜電的人造纖維，會造成氣喘或過敏小孩症狀的惡化。此外，跟許多重金屬中毒者一樣，鈀中毒者對電磁波也非常敏感，**多接觸地表**對這些病人應當有益。

所以，赤腳踏踏沙灘、乾淨青草地、遠紅外線石頭、泥土，或者是抱樹、睡在森林大樹下都會幫助恢復體力。臺灣杜俊賢醫師有開發一系列接地產品，更有製鞋廠開發出接地鞋與接地襪。潘念宗醫師也發現，**日出與夕陽的陽光**具有強大的癌症療癒效果，於此同時，腳也應接觸到地面。總之，多接觸大自然對癌症病人是有益的！

中醫與抗癌草藥

中國大陸很多醫院都有中西醫整合治療癌症的實力，臺灣雖然也有，但仍舊有許多西醫抗拒中醫。即使有接受中醫者，往往也是西醫為主、中醫為輔，或是中學西用，把針灸拿來壓抑正統癌症療法所產生的副作用。針灸的功效不在話下，之前我已經敘述以針灸行醫的王福大在癌症治療上頗有成就，癌友若能就近找到適合自己的中醫針灸是最好不過的！

中草藥及民間的青草藥也有特定療效，我比較擔心的是中草藥的重金屬汙染問題。衛生署將科學中藥的重金屬安全劑量訂得太過寬鬆，所以尚不足以做為安全上的參考。美國有補充品公司開始自己種植中草藥，並自行檢測重金屬含量，以確保產品安全無毒。想要使用中草藥，一定要找到安全確實無虞、有藥效的產品。

有一次搭乘計程車時，我發現椅背上的掛袋放著草藥配方，原來司機大哥是喝那帖草藥克服癌症的。近來牛樟芝、靈芝、天仙液等都號稱有抗癌功效，賣得很夯；在德國，則是槲寄生（Mistletoe，學名Viscum album）藥劑普遍被癌症病人採用，槲寄生是一種長在橡樹與其他樹種的半寄生植物，歐洲、亞洲、美國與韓國都有其蹤跡，但只有歐洲種被用來治癌症。最早是在一九二〇年由魯道夫・史代納（Rudolph Steiner）所創立的人質學醫學所採用。

槲寄生萃取物以底下幾個名稱販售，包括Iscador、Helixor、Eurixor與Isorel，在歐洲普遍買得到，美國的醫師可以直接跟歐洲製造商購買，像是口服的槲寄生便可由Weleda AG公司購買，其網站是www.usa.weleda.com。

對紫草葉外敷、根煮茶內服這類草藥有興趣者，不妨多探聽有抗癌性的青草茶或中草藥。不過，使用藥草應注意其安全性，最好與可以指導的整合治療醫師討論。

此外，華陽複方（Selected Vegetables）上市近二十年左右，全球超過上萬的癌症病患服用過，當中還包括曾罹癌的捷克前總統哈維爾。

華陽複方的誕生依靠的是強大厚實的科學背景，由華裔科學家孫士銑博士及曾任臺灣國家衛生研究院副院長王陸海院士，在美國紐約西奈山醫學中心共同進行研究與開發。華陽複方是由十九種植物複方萃取而成的褐色粉末，這些植物大多是我們熟悉且經常食用的材料，經過冷凍低溫純化而成，以溫冷水沖泡飲用。

華陽複方為什麼能抗癌？它主要是透過下列三種作用機制，幫助患者對抗癌症：

(1)抑制癌細胞增生與分裂。

(2)侷限癌細胞，防止擴散轉移。

(3)啟動自體防禦系統。

華陽複方目前正在進行美國ＦＤＡ針對非小型細胞肺癌末期病患的第三期人體臨床試驗，是全球第一例進入到美國ＦＤＡ第三期的植物複方，主要在觀察搭配化療及正規治療上的生存率，以及腫瘤反應和病患生活品質的表現。

華陽複方在第二期臨床試驗的數據表現，已優於目前單獨做標靶治療、化療或放療的存活期，若是第三期臨床試驗順利完成，將成為全球第一支受美國官方認同的抗癌植物新藥，以目前美國與臺灣的臨床收案情況來看，已是指日可待。

其實不管任何草藥的風聲如何，先以**能量儀或是肌力測試法**來檢測是否合適個人服用是最好的。

簡單說明這種生物反饋法的使用方式：

首先把右手臂伸直，請其他人輕握你的手肘，以兩公斤的力道輕輕往下壓，被壓者則要抗拒被下壓，手臂與身體連結的關節會因此感受到阻抗的力道。

若是對身體有益的補充品或草藥，手臂的阻抗力便不會減低，有時甚至會增強；若是有害，手臂便會無力，就算盡力抵抗仍舊使不上力。其實不用補充品也可以做這個測試，當你內心高興的時候，手臂的力氣就強，但想著傷心或自己得癌的事，手臂往往會無力或力道減弱。不信的話，可以自己試試看。

還不懂的話，可閱讀二〇〇六年馬芳傑醫師與潘欣祥醫師出版的《玄奇波動能療法》、《人體能量信息奧祕》二書，書中分享如何利用「波動訊息能量綜合療法」——也就是上述的生物反饋檢測法，來幫助病患改善健康情況，並強調健康應注重「人體能量信息」的提升。

癌症啟示錄　孫士銑博士的抗癌植物複方

孫士銑博士自臺灣師範大學生物系畢業後赴美求學，求學期間父親中風過世，他因此從植物學與細胞生物學轉念醫學。

孫博士於一九七一年到紐約洛克菲勒大學進行抗老化醫學研究，也投身於和細胞老化相反的腫瘤（不老）細胞形成的研究。學成後則受聘於美國名列前茅的紐約西奈山醫學中心，從事癌症相關研究。

一九八四年，孫博士母親被診斷出罹患肺癌第四期，但不堪正統療法之苦，加上腫瘤擴散與肺積水，被醫生告知生存期不超過三個月。孫博士從本草綱目中挑選了不含毒且具抗癌性、能提升免疫力與降低癌症治療副作用的十九種中西方草本植物，萃取濃縮後給母親服用，母親因此多活了十八年，最後因器官衰竭過世，享年八十七歲。

螯合療法

螯合療法是在排重金屬，有醫師發現，有做螯合療法的癌症病人比沒做的獲得更好的結果，間接地證明了鉛、汞這類的重金屬毒與癌症有所關聯。確實如此，在體外培養細菌與癌細胞後發現，它們在暴露到低量的汞毒後會變種、產生抗藥性，亦即癌細胞會變得更難以用化療與電療殺死。

因此，以EDTA螯合療法排除重金屬是癌症病人必須正視的治療策略，此療法通行於許多美國整合醫學診所。治療過程中，病人往往要施打營養針劑，補充可能被附帶螯合掉的礦物質。

很多西醫有「螯合療法對腎臟不好」之類的說詞，其實也是造謠，紐約市的名醫馬紀・阿里（Majid Ali）說他治療過的上萬病人中，還沒有看到因螯合而產生嚴重如一般西藥的副作用。

臺灣整合醫學界的布萊德系統是引進螯合治療的單位，如果有需求的話，可以上網搜尋此系統的參與醫師。

碘劑治療

根據美國幾位臨床醫師的功能性檢測，九五%以上的病人缺碘，部分病人體內甚至測不到絲毫的濃度。亞伯拉罕醫師（G. E. Abraham）說每天可能要攝取高達五十至一百毫克的劑量，才足以降低DNA的氧化損傷。他們認為碘匱乏可能是癌症、慢性疲勞、肌肉纖維疼痛症與自體免疫疾病在美國居高不下且節節攀升的原因之一，特別是乳癌、肺癌、前列腺癌與卵巢癌。

艾斯金醫師（Eskin）是醫學院婦產科醫師，研究碘逾五十年，他發現乳癌病人普遍有甲狀腺腫大的現象，先前也發現，常出現乳癌的乳腺含有高量的碘，而且缺碘會造成乳房細胞異常增生，讓乳癌變大，也讓既有的腫瘤更惡性，容易轉移擴散；服用碘則會讓乳癌縮小，乳房纖維囊腫也可在擦碘或服用碘後消除。此外，碘能調適雌激素接收體、減輕雌激素在癌症的形成與擴散上的作用。

米勒醫師（D. Miller）是華盛頓醫學院的外科教授，寫過一篇有關碘在甲狀腺體外的功效，值得閱讀[6]。他質疑現行在自來水加氟的政策，氟不僅無助於防止蛀牙，還會造成氟中毒與骨骼問題，也會影響碘代謝與升高癌症風險。氟與若干關節炎、骨質疏鬆症、老人失憶症案例有關。他證明碘是強烈的抗氧化劑，也會殺死肺癌細胞。

服用碘的糖尿病患胰島素需求會減少，甲狀腺低下病人的藥物需求也因補充碘降低，肌肉纖維疼痛症也因碘而消失或減輕，對偏頭痛也有療效。薛文醫師（Sherwin）曾證實內華達州核爆造成全國低度輻射碘汙染，七成的病人在高劑量碘劑治療之下有顯著的改善；他也發現當病人對碘產生排毒好轉反應時，使用海鹽能起到舒緩的功效——多年前，海鹽也被用來治療溴中毒，也確實有自然醫學醫師把碘加到排毒療程裡。

最精確的碘匱乏測試法是給病人服用五十毫克的碘與碘離子複方，然後收集二十四小時後的尿液，檢查碘濃度；當碘匱乏時，尿液會排出很少量的碘，足夠時，碘則會被身體大量排出。缺碘的治療最好是使用較全面性的方案，除了補充碘以外，鎂與維生素C也能增強碘的效果。

根據布洛達・班恩斯醫師（Broda Barnes）的檢測法，早晨清醒但未起床的體溫應該介於攝氏三六・六至三六・八度之間，低於攝氏三六・六度與脈搏每分鐘低於七十下代表甲狀腺低落，任何懷疑自己的疲憊是源自於甲狀腺低下者，都可以檢測早晨清醒時的體溫與脈搏。

特別要注意的病患是對碘過敏、有甲狀腺自體免疫疾病、排毒反應與碘過量中毒者。很少人會對碘產生過敏，但能量儀曾檢測出有部分人對添加碘的精鹽過敏。補充碘並不會造成甲狀腺自體免疫疾病惡化，它其實是輻射性碘治療問世之前的標準治療方法。碘會促進氟與溴兩個鹵素的排泄，因而造成排毒好轉反應，所以也要注意此況。

若病人出現口裡有金屬味、唾液分泌過多、打噴嚏、頭痛、冒痘痘、前鼻竇區的頭痛，以及好像要發燒的感覺，代表服用劑量過高，要降低。

氣功療法

我推薦氣功療法來輔助、而非取代其他上述主要療法。氣功分很多種類，包括動功、靜功、自發動功、按摩功、動靜結合功、呼吸（或吐納）法、發聲功。不管是選哪一種練習，其基本作用都在**調心**、**調身**、**調息**，屬於身心療法類，也是我們文化的特殊產物，非常適合國人。

抗癌氣功當以郭林女士的郭林新氣功最出名，她克服了自己轉移到膀胱的子宮癌。郭林新氣功很重視心理健康，也利用團練與聚會幫病患做支持與集體治療。日本帶津良一醫師很推崇郭林新氣功，根據帶津三敬醫院對一百三十七名病患所做的調查，積極做氣功者有九三%存活著，認真練習者還有七七%存活著，不認真練習者有四七%存活著，不練氣功或呼吸者，沒有人活著！

我先練過超覺靜坐（TM），之後再練和氣大愛。和氣大愛屬自發動功的一種，創立者是周瑞宏老師，他將重建希望中心、照顧癌友的責任交付給放棄了美國教授職務的趙忠君博士，幾個病人受護持改善的案例記載在由和氣大愛文教基金會於二〇一二年出版的《重建希望故事》一書，癌友若希望接受護持，可至各地和氣大愛中心體驗大愛手（能量治療）與自行練習和氣大愛。

抗寄生蟲藥：老藥新用的範例

從一九九五年班・威廉斯博士上網查詢可以治療他自己惡性腦腫瘤開始，一股「老藥新用」的革命正悄悄開始，威廉斯博士找出一組老藥、營養補品與菇類萃取物，以雞尾酒處方治療自己，迄今依然好好活著。威廉斯博士不是單一案例，紐西蘭、德國、比利時……這些例子都有一共通性——自己做文獻研究。

二〇一一年瑞金斯醫師（Gregory Riggins）在約翰斯・賀金斯大學做研究時，意外發現甲苯咪唑(Mebendazole)可以治療腦腫瘤。他在做小鼠腦瘤實驗時，動物遭寄生蟲感染，於是使用甲苯咪唑治療，結果連腦腫瘤都不見了！從那時候開始到今天，已經有超過一百篇科學研究文獻證實此藥的抗癌性。

比利時的數學家潘・潘特紀爾卡（Pan Pantziarka）的兒子與妻子死於癌症，因此誓言要找出可治療癌症的老藥。二〇一四年，潘特紀爾卡博士與一群著名的研究員啟動了「癌症老藥新用計畫」，初期找出了六種藥，到了二〇二〇年，他們已經表列三百一十種要有抗癌性。

羥氯奎寧(hydroxychloroquine)不僅在治療非典肺炎成功，還被發現有抗癌性。

青蒿含青蒿素，草藥用於治療瘧疾，同時也有抗癌性，青蒿素可以阻止腫瘤血管增生。

在二〇二一年伊維菌素世界日的全球線上活動，我看到見證寫六個被醫師放棄的末期癌症病人使用伊維菌素，奇蹟式地存活下來。伊維菌素是殺蟲藥，但最近發現更是廣效的殺病毒藥。

所以，如果你看到新聞報導說，有加拿大癌症病人買殺寄生蟲的動物用藥把自己的癌症治好，其實倒不怎麼意外，因為這是有其科學根據的。

|1| The Use of Ozone in Medicine.
|2| Science Translational Medicine.
|3| Curing the Incurable.
|4| 有意多了解者可參考《代謝型態飲食全書》（Metabolic Typing）以及我的著作《跟著博士養生就對了》。
|5| Earthing: The Most Important Health Discovery Ever! by Clinton Ober, Basic Health Publishing, 2014 Ober.
|6| www.donaldmiller.com

8 化解家庭與人際關係的矛盾

寬恕自己與周遭的人，用愛開起抑制癌症基因的開關

底下的故事是一個很好的罹癌與療癒案例：

名醫的親身故事

國外暢銷書《自然就會抗癌》一書的作者大衛・賽文—薛瑞伯（David Servan-Schreiber）醫師在書中透露，他一出生就飽受與母親別離的創傷，當時他二十二歲的母親被祖母視為無能勝任育兒工作，因此交由保姆養育，使他與母親的關係始終沒有癒合。

不久，三個接連出生的弟弟完全剝奪了他僅剩的一絲絲母愛，為了保有保姆的替代關愛，他學會循規蹈矩討人愛，也很會掩飾自己的情緒。談戀愛時發現罹癌，女友安娜全然地接受他，讓他在術後放下心理的極度不安全感，向她求婚。

結婚兩年後雖然很幸福，也得到了一個兒子，但安娜對孩子接連五年的關注卻讓他陷入情緒低潮，而在他決定離開婚姻的兩週內，他的癌症復發了！

賽文—薛瑞伯醫師引述某些癌症專家的人格分析說：

「表現出這種C（癌症）型個性的人，不論自己的感覺是對或錯，童年往往都未感受到別人的喜愛。他們的父母可能具有暴力傾向或者性情暴躁，或者冷漠、遙不可及，而且要求很高。通常這些孩子受到的鼓勵很少，並且發展出脆弱和優柔寡斷的感情。

而後來他們為了確保自己有人疼愛，往往決定盡全力達到人們對他們的期望，而不是按照自己的意願發揮。他們很少生氣（有時從來沒生過氣），長大成人之後，他們總是『真的很好』、『永遠樂於助人』、『像個聖人』！他們力求避免衝突，並且把他們的需要和願望放在最後，有時甚至一輩子都如此。為了保障他們珍視的情感安全，他們可能過度投入生活的某個方面：比如他們的職業、婚姻或者子女。當這個投資突然受到威脅或甚至失去時……童年的悲哀就會復返，而且往往更具毀滅性，因為它會引出……痛苦的感覺。」

精神創傷與癌症

雖然C型個性在科學上不夠嚴謹，致使醫學界放棄此論，但是從賽文—薛瑞伯醫師的童年與婚後生子的經歷來說，他受到二度別離創傷，而創傷很容易壓抑免疫系統、導致罹癌。罹癌與癌癒是兩個不同心理過程，追求癌癒必須具備某些特殊個性，在本書前述的〈心理排毒讓疾病轉向〉一章我已經指出，有戰鬥（主動）精神、正向心理與願意改變的心態是有助癌癒的，而無助感則會助長癌症，就連在動物實驗上皆如是呈現。

一項在芬蘭做的研究調查發現，對下列兩個問題回答「是」者，其死亡率都比無助感低者高出三倍，罹患致命癌症的比例也比後者高一六〇%。

1我覺得不可能達到我想努力的目標。

2我覺得未來沒有希望，也不相信一切會好轉。

假如您的回答也是兩者皆是，我想您必須找尋方法改變自己。

賽文—薛瑞伯醫師自己在書中承認他與母親的關係始終沒有癒合，雖然他坦然面對問題，但依舊未能解決困境，所以這個罹病的風險因子就像潛在冰山一樣，活在他的下意識裡，以後若面臨了同樣的抉擇時，癌症便有可能會再度復發，或罹患其他的疾病。

寬恕別人就是原諒自己，俗話說：「人非聖賢，誰能無過？」他的母親生他時太年輕了，無法堅持自己照顧新生兒，這不是她的錯，自責與責人只會增加彼此的怨恨。最親近的家人往往是強烈怨恨或失望的對象，這是因為有寄望就會有失望，有失望就會懷恨或絕望無助。

解決關係困境的方法

那麼，有沒有解決家庭與人際關係困境的方法呢？一定有的，只要您內心願意，答案就會出現在您的面前，這就是運作在宇宙的沉靜法則——吸引力法則。

家族系統排列

我常採納的方法是德國心理治療師海寧格（Bert Hellinger）所發展的家族系統排列，案主從工作坊選出成員來代表自己與相關家人，再透過療癒這些替代角色，排列與排演生命的困境，進行心靈的呈現與無形的能量修復，讓家族成員間愛的流水可以再度的流動，愛的流動等於與生命泉源的重新連結。

家族排列是一門經驗科學，它的洞見來自經驗，也只能被經驗檢視，而且經驗與洞見也一直在演變。排列所產生的洞見必須要實行，實行過的洞見才會印證經驗，而唯有體驗才能證實洞見。家族排列需要一個團體聯合行動，透過交互體驗的努力，去整合人從洞見衍生出來的所有體驗。

海寧格在做過數以萬計的心理諮商後歸納，一切衝突都要回歸到**愛的流動**與**愛的序位**。我們個人與集體的良知默默地牽引我們在人世間的活動，這種關係是有其邏輯性的，例如我們是父母的孩子，永遠不可能是父母的父母，不能指使他們要如何按我們所知所求去做。如果逾越此序位，愛的流動就會斷掉，我們就失去來自父母親的愛，孩子也得不到我們的愛。真的，我們所做的一切會影響到自己與周遭的親密家人。

靈魂是推動生命的一股力量，而靈魂所造就的生命經驗是屬於個人經驗；在家族系統排列的場域中，心靈的移動作用驅使一個人往特定的方向移動，這種移動會透露出隱藏的意識，然後家族成員開始對那些被錯置的序位重新排列，調整過後便會產生一股和諧平靜的感受。

臺灣有兩大海寧格機構，其資訊分別如下：

道石國際系統排列學院
Tel：02-2578-3442
Email：taosservice@taos.com.tw
www.taos.com.tw

歡喜園海寧格科學訓練中心
Email：info@epicycles.org
Tel：0960586602

從與父母親的關係優先化解

為什麼父母親是最優先的化解對象呢？

因為父母是我們最早接觸的親密家人。與母親的關係會界定我們成長後與女性的關係，與父親的關係則會界定我們長大後跟男性的關係，兄弟姊妹是第二層親密者，會界定我們與更多人互動的方式——童年的家族成員互動會塑造我們往後進入社會的人際關係。

我在照顧癌症臨終前、與我話不多的父親時，也是運用這些心理學知識。我不怪父親在我的童年缺席，只是單純地接受這個事實，歷史無法重寫，我也沒有寄望他去改變或道歉，反而是我應該改變——做一個更愛他的兒子。父親一有事，我就無怨言地放下工作與教學，去照顧住院的他。所以，這一路走來並不痛苦與辛苦，因為有心理準備、因為臣服，就沒有矛盾與痛苦。

很幸運的，我父親不像許多癌症病人，沒受太長久的病痛折磨，一來他已年過八十五，手術與電療皆不在治療考量中，只有接受簡單的荷爾蒙注射；又因為我們兄弟答應會照顧他留下來的摯愛（母親），因此能讓他較少牽掛的放手。過程中，我也沒有堅持讓父親用所熟知的自然療法來治病，而是由他來決定他自己的需要。

海寧格說：「當我們將自己的命運放置在他人的命運之上時，我們就沒有在過自己的生命了。當我們承擔了他人的命運時，我們就拿走了屬於他們的命運，同時也丟失了我們自己的命運。兩種常識都註定會失敗。」關於家族序位還有更好的例子，許多父母親因工作繁忙，把小孩子交給祖父母帶，時間久了，孩子默默認同的父母親是祖父母，而不是親生父母。因為序位錯置，隔代教養讓父母變成兄弟般，因此容易不知不覺產生衝突，父母親愛的流動也失序了。

學會寬恕自己

其實還有很多類似的問題隱藏在我們生活中，最主要是癌症病人要學會寬恕自己。誠心地放慢腳步，照顧自己的需求與療癒，聽聽自己內在的聲音。若無法獲得家人的扶持也不要怪罪他們，仍舊要尊重他們的擔憂與選擇。但是您也可以堅持自己的想法與作法，繼而尋求自己的支持團隊，回歸到自己的家族序位，感謝由上而下的恩典，無條件地將恩典由自己傳給下一代，如此便更能掌握自己的命運。

臺灣有在推行的知見心理學（Psychology of Vision，透過系列課程來洞見自己內心的陰影，繼而從之解放）也有類似家族系統排練的戲劇般團體演練，透過此過程來進行心理療癒，相信還有其他不同療法也有同樣的功效。

有關情緒排毒與自我療癒的書籍很多，不妨抽空到書局或圖書館翻閱相關主題，一本一本的翻閱，找到最讓自己心動的書開始執行。我自己也常使用《跟著博士養生就對了》中的經絡點敲擊法與快速眼球運動來改善自己的心性；有時也從諮商對象的問題洞見自己是否有尚未處理的思維問題，經過了悟的過程，自己的身心同樣會改變，內心的能量就會不一樣。

練習呼吸

《自然就會抗癌》一書提及，義大利貝爾納迪博士發現，不論是念西方的聖母頌或東方的佛教六字箴言，只要達到**每分鐘六次的呼吸頻率**，身體的生理節奏就會開始產生共鳴，締造出生命韻律。因此，在面對家人與人際關係的困擾時，只要調息即可平靜下來：初期以吸氣（四秒），屏氣（二秒），吐氣（六秒），以及內心充滿愛意、嘴角帶著微笑、兩肩放鬆的方式來進行。熟悉以後，每當與家人的不和諧實際出現，或是突然在心裡浮現，便立即進行此調息步驟與觀想，觀想這些衝突在氣息間化解。

當您透過各式各樣的靜心方式平息內在的不安，許多洞見便會在眼前一一呈現。唯一可以肯定的是，沒有嘗試絕對不會遇見洞見，看見生命的真理。

愛能開啟抑制癌症的基因，愛自己與自認有價值者的殺手細胞活性較高，所以起心動念很重要。胃癌的抑制基因是RUNX3，RUNX3會在有美好前景時打開，對未來有不安的壓力則會抑制該基因的啟動。與許多癌症有關的抑癌基因P53會在愛人時啟動，RB則會在覺得滿足、對自己產生信心時啟動。

我提倡的癌症整體療法比較偏向自然醫學類，自然醫學的六大原則剛好可以彰顯此療法的特色：(1)無傷害性的醫療方式，(2)促進人體的自癒能力，(3)預防勝於治療，(4)醫生要教育病人，(5)找出與治療病因，(6)治療全人（身心靈一體）。改變自己的心性、化解自己與家庭或他人的不良關係正好屬於**無傷害性治療**、**促進自癒能力**、**全人治療**的一部分。

生活的藝術臺灣中心
臺北市南京東路二段178號14樓
電話：02-2503-2103
提供印度大師古儒吉的淨化呼吸課程。

9 平靜面對痊癒和死亡

如何活得精采，死得有尊嚴

癌末的康姊被醫師宣告只剩三個月的壽命，在努力排毒與避開過敏原之後，多活了超過一年，最後因出入醫院太多次而中斷了大多數的自療方法，進而對人生產生厭倦，不願再受苦活下去。我在可能範圍內盡量幫助她減輕痛苦，並開始與她對談面對死亡的感受，幫她做步入死亡的準備。在病房的最後一天晚上，她已無清醒意識，我則幫助她的靈魂潔淨，祝福她的靈魂順利脫離，三小時後，她在睡眠中安然往生。

說到「癌症」兩字，很多人的腦袋瓜霎時一片空白，不知所措，因為冥冥中勾起了人類內心深處的恐懼，輕微恐懼讓人不安，極度恐懼則會讓人失去行動力——癱瘓。

抗癌不是在抗拒死亡，抗拒死亡是無謂的行為，因為我們遲早都會死的！內心存著太多恐懼的人是無法愛的，恐懼感是愛的拮抗者。無條件的愛不能有罣礙與保留——相信初次談戀愛的人都經歷過那種真愛，罣礙與保留來自於失去的恐懼，失去的恐懼在於過去曾因失去而傷痛，所以失戀過的人若未從傷痛中復癒，之後便會愛得有罣礙。

放棄「不想死」的念頭

在面對癌症時，不要一直想著死亡的來臨，而是應思考活著要做什麼？活著不要歹活，要活得很充足與快樂；要放棄「不想死」的念頭，轉而面對**「如何活」**。有很多癌症患者不是為自己而活，就像現今有很多人活著，卻不知道生命的意義何在。

您要好死或歹活呢？我會選擇前者。有些人努力抗癌後仍免不了病死，但走得很有尊嚴與富足，因為所經歷的一切讓他們了解到生命的本質。能夠面對自己，甚至面對自己內在的死亡恐懼，反而會釋放出最深層的活力。

如何釋放出人最深層的生命力再活下去？

一是要找到生存的意義，二是要有方法。

我沒有得過癌症，但曾面臨失業的困境，因為我的研究報告結論會得罪當道的醫療勢力，所以不可能被錄用。我因此死了原本欲就業的心，轉而專心做人，做個不偷不竊、有良知良心的人，而不是一個重名利的癌症專家。沒想到放棄失業的恐懼後，反而柳暗花明又一村，內在的生命力在持續修鍊氣功後湧現，讓自己進入一種由內在自然發出快樂的境界，生活也並未因此陷入困境，反而很自在富裕，沒有罣礙與匱乏。

所以，我們得先找到活下去的意義，起初可能是為了看到兒孫長大成年，甚至結婚，繼而可能從助人為樂中找到意義，或者去實現小時候的夢想。

再來就是找到實踐的方法：帶孩子的方法很多，但別以禁止東、禁止西的負面方法教育孩子，而是要讓他們活出自己；做公益的方法很多，絕對不是當當志工就算數，而是這樣的方式是否能讓你活出了活力？

在我們的文化中，**太極**與**氣功**是大家都不陌生的修行方法，而且很容易上手。修鍊時，不是只有在練功，同時也在修心，心通了、開了，活力自然從經絡中湧現。

不想練功者，可以用自己喜歡的運動方式取代，肢體有動，氣才會運轉；氣運轉，血才會通；血通，人才會健康。

自己單獨運動或修鍊時，很容易找藉口略而不做，一旦有「蹺課」的經驗就會一犯再犯，所以，能團練就盡可能團練，才會有振奮與約束的作用，而且容易持久。

我的和氣大愛師兄趙忠君，放棄美國的研究工作回臺灣追隨周瑞宏老師修行，他主持癌友的臺中重建希望中心，經歷與成果都記錄在《重建希望故事》一書。裡面的癌友有病況改善療癒的，也有往生的，不過可以肯定的是，不論是活下來或往生，他們都會受到關注與幫助。

臨終練習

我從照顧臨終的父親與學員中得到了十分寶貴的經驗，不只學到了面臨死亡時如何保持平靜，也體會到該如何引導臨終者走最後一段路。**面對臨走前的癌患，就是在面對死亡的相貌**，在在提醒我死亡的即將到來——這個觀察過程讓我體悟到：我們要如何「好死」。

除了猝死者，每個臥病者臨終前幾乎都會走過釋放毒素與情緒的人生回溯過程，我認為，與其在臨終前才走這趟流程，不如在生時就好好排毒、釋放負面情緒、療癒創傷。此外，當細胞在臨終前大量放毒的過程中放毒到一定程度時，便會進入迴光反照的現象，此時，照顧者要懂得放手，被照顧者也要不執著。

這個學習過程讓我了解到藏人的渡中陰修鍊（Bardo）。渡中陰是非常寶貴的修鍊，只有在死亡時才能進行。當某個人快死時，懂得怎麼引導的人會在他旁邊協助他，但只有當將死之人這一生都在做靜心修鍊時，才能夠渡過中陰。在渡中陰的過程中，人一死，協助者要從外面給予提示，要死者保持完全清醒，隨時留意接下來會發生什麼——在該狀態下，死去的人無法了解目前的情況，馬上適應新狀態並非容易的事。

如果人在死後能保持清醒，便會有一段時間無法意識到自己死亡的事實，一直到人們抬著他的屍體到墳地火化時，才會確定自己死了。

雖然我們會說「死亡」二字，但人的內在實際上並沒有死去，只是產生了一個距離罷了——活著時，我們無法經驗到這個距離，這種經驗非常奇特，無法用一般的定義去了解——人只會感覺到某些東西已經分開，而一些東西已經死了；他只了解到，圍繞在他四周的人開始哭喊，傷心地跪在他身旁，準備將他抬往墳場。

為什麼要將遺體盡快抬去埋葬？因為盡快將遺體火化或下葬，是為了讓靈魂知道身體確實死了，已被火化成灰——唯有在死亡那刻處於覺知中，才能有此領悟，一個在無意識狀態下死去的人，無法得知自己已死的事實。

為了使死者在渡中陰時能看見自己被火化，他會被提醒說：「你要看一下被火化的身體，不要因為眼前的景象而急忙跑開，當人們抬著你的身體到墳場時，你要跟著他們，也要一起在場。請你用高度的注意力看著自己的身體被埋葬，那麼下輩子你就不會再執著肉身，一旦看見某些東西化為灰燼，你對它的執著就消失了。」

有人懷疑神的存在，有人懷疑靈魂的存在，但你不可能遇到一個懷疑死亡存在的人，因為死亡無法避免，它已經在路上了，每一分一秒愈來愈接近。在死亡之前，我們要先增進自己的覺醒，而「靜心」，便是達到其中的技巧。

只有當我們完全深入靜心中，才有可能意識到自己死了，否則，我們甚至聽不到那些對著我們說的話，更別說是照著那些話做。我們需要一個非常安靜和虛空的腦子，如此當意識開始減退消失、當所有世俗牽絆開始鬆脫時，才能聽到從「生」的世界傳來的訊息。

因此，我建議每一個癌友**練習靜心**，放空腦袋瓜。不過，在達到心靜之前，您可能正經歷面對死亡的多種情緒。

據伊莉莎白・辜布勒—羅斯醫師（Elizabeth K bler-Ross）的研究，癌友的共同情緒經歷模式如下：

進入**否認**而處於孤獨感中。

↓

憤怒感覺為何是我。

↓

跟自己的內在或神對話，討價還價，央求繼續活下去，得不到回應就會進入**憂鬱**（鬱鬱寡歡）的狀態。

↓

鬆手，**接受**（臨死的）事實。

其實您可以加速此流程的演進，直接接受「人都會死」的事實，接受自己真的得到癌症，不必央求歹活，而是要在最後的生命階段活得快樂或轟轟烈烈，這樣就不會陷於憂鬱。**臣服於事實有時反而能得到起死回生的希望。**

〈結語〉癌症給我的啟示

人是靈魂與肉體的結合，兩者兼顧，病情才容易改善。假如您一直注意肉體上癌症的摧殘，卻忘了心理、情緒上的管理，病情將不會持久改善，雖一時之間可能因另類治療法而有曇花一現的效果，最終還是會轉惡或復發。但假如一直追求靈魂問題而忽略肉體需求，難免也會早死。

肉體與靈魂是一體兩面、不可分的有機體，可是我們往往認為靈性問題較「高尚」，所以像瘋名牌般地苦苦追求，這其實是一種迷失（思）。事實是：肉體是用來呈現靈性問題的，比如說，容易受汞毒殘害者往往呼吸很淺，為什麼呢？因為他們做事太積極且放不下，他們潛意識裡覺得「自己做事可勝過上天安排」，所以忘記好好深呼吸，甚至鮮少放鬆喝杯水。深呼吸能幫助排毒，經常喝水也可以排毒（一次二百至三百西西，一天至少七、八次，若有做溫熱療法流汗則要喝更多），盡人事（主動負責）、聽天命的態度，將讓自己可以更容易放鬆，也有助於排毒。

再從不同角度來看：思慮太多會消耗掉鋅——對免疫系統與味覺相當重要的營養素，受到情緒衝擊的對應腦部區域也會消耗掉菸鹼酸，導致血管緊縮，所以補充鋅與菸鹼酸雖然有所幫助，但若不同時改變心性，此營養素的邊際效應就會愈來愈低，最終失效。

就肉體而言，不用討論到癌症患者，一般亞健康或其他輕病者中，只做療法、不顧心法的人在身體狀況的進步上往往會停頓下來。所以囉，重如癌症者一定要顧心法——最重要的是，脫離任何造成壓力的人事物之影響範圍，這也是我喜歡帶學員去南印度做療癒的原因，讓他們脫離臺灣的集體意識、家中及工作上的繁瑣影響。

也有癌症患者跟我回報，參加某知名醫師癌友支持團體的癌友，至今皆已離開人世，唯獨他還活著，因為他有顧及到肉體的問題，而不是天馬行空的只處理靈性問題而已。

我在與很多知名心理學或靈性課程的人對談的過程中，很快就會發現他們說過的問題，其負面能量的印痕仍然存在——這多半是大腦產生自我欺騙的假象。這些假象在肉體上會留下痕跡，以肌力測試或其他檢測法都能夠將其立即呈現出來，不用贅說，我尤其喜歡用X光透視的環口牙齒來看病、講個性、算命格。

以下陳述的九個步驟，其實是從累積多年的案例發展而出，是一個有所依據的自我療癒程序，它不是絕對的真理，但在慌亂之中可給您一個次序來穩定心情。

1 知己知彼，即先了解自己的狀況，不只要了解腫瘤是幾期、五年存活率有多少，還要研究可能致病的所有風險因子。若無法列舉，可找醫師做功能性與能量上的檢測。知己知彼還有個更深層的意義：了解自己是怎樣的人，在什麼情況下會如何反應——這就是靈修在探討的問題：我是誰？

啟示 罹癌不必恐懼，把握方法就能聰明的應對（例如找出自己的風險因子），再逐步鎮定執行，舒緩恐慌。恐慌只會促進腎上腺素的分泌，腎上腺素是體內最容易造成氧化與發炎的荷爾蒙，還會壓抑免疫系統，無法發揮癌友最需要的排毒與控制感染功能，反提供有利癌細胞迅速繁殖的環境。

2牙齒反射身心長期累積的狀態，能窺見五臟六腑的功能好壞，也可以看到表意識、潛意識裡的可能問題。更不用說口腔是萬病的源頭，齒源性感染是最致命的，但簡單的油漱法卻可以控制問題的擴散。最好要找到可以高度配合的牙醫師，擇醫原則是：醫療方法不再加重病情！

啟示 因為我親眼見過許多案例，知道牙齒真的可以算病與算命，甚至決定預後的機率。所以重金屬牙材、牙齒的各式感染、扁桃腺毒源的清除都是治療重點。有害重金屬的移除尤其應當優先考量，因為它們的存在會讓癌細胞與細菌產生抗藥性，更難清除。病人若太虛弱，可能要先穩住狀態才能進行口腔重建，而口腔重建必須找到好的牙醫師，才能依序達到所要的目標。造成萬病的有毒牙材與未好好處理的病灶（感染）是西醫治療癌症的最大罩門，卻是歐美整合醫學的最大強項，就算正確處理口腔問題後未能完全去除腫瘤，也絕對能讓癌症治療事半功倍——醫師與牙醫師必須攜手合作，才是「整合」醫學的真諦。

3了解與實踐葛森療法，若要簡化，則一定要保留多喝蔬果汁、每天做多次咖啡灌腸與服用碘劑這三環。當然，從葛森過世以後，另類醫療有很多進展值得添加，不必止於現況。

啟示 葛森的蔬果汁與一些輔助療法讓病人可以獲得需要的營養素，多些時間尋覓更多有助於自己病情的醫療方法。因此，我對自己消化吸收的功能特別加以照顧，甚至讓很多人詬病：我對吃的為何龜毛至此？其實我不是龜毛，是有所體認而決定善待自己、愛自己。

4修復腸道以利食療是改善病情的根本治療方法，食物或營養素的消化與吸收有賴健康的腸胃道。這就是俗話說：「工欲善其事，必先利其器。」

啟示 癌症病人與絕大多數的慢性病患皆有程度不等的腸道受損，東西方醫學皆發現，消化不良與疾病息息相關，也提出不同的因應對策，而兩者結合則可加速修復的速度，有利進行食療與其他療法。治病時，先著手修復消化道可以安撫腸道中大量的神經細胞（腸道甚至有第二腦之稱）與免疫細胞（有人估算過，免疫細胞的數量占全身的七〇％之多）。這項經驗也引領我去正視古今中外的醫療優點，以利採納實踐。

我最近排毒時，開始出現小時候服用抗生素所遺留下的黴菌（癬）問題，開始修復自己的皮膚與腸道壞菌的問題，也算是一種預防醫療吧！

5立即進行排毒，使免疫系統免於被壓抑。很多疾病並不用治，只要排毒就會好很多——咖啡灌腸不只排大腸毒，也排肝毒，是很好的開端。運動流汗或做桑拿浴也可以加速排毒。

啟示 在這個世代，身處環境汙染已是無可避免的事實，差別就在於有沒有真正去執行排毒。有專業醫師說，靠身體的自然機制就足已排毒，無需用多餘的方法來補助，但我發現對我們這種體質較差的人來說，「多出來」的排毒幫助很大，所以希望可以藉此多活幾年、貢獻社會，而不是在職業生涯的半途送急診、掛了。

排毒是有方法與次序、次第的，不是東排西排、亂排一通，造成二次傷害，卻又誤認為是好轉反應。有的排毒大師甚至在暴露到黴菌毒素後，就嗚呼哀哉作古了，這是因為排毒是瀉法，對身體有所消耗，排毒後一定要補才能平衡。

此外，排毒不只要排身體毒素，還要排心（情緒）毒，因為病由心生。

6 生病是轉機、轉念、改變心性的好時機。所有的病都有「心」病的部分，找出來釜底抽薪，病就不會惡化，甚至能大大改善。最好能夠主動積極對自己的生活環境與生活方式做出重大改變，一時改不了心性的話，就用每天哈哈大笑三次來化解抑鬱——千萬不必連笑都非得要找理由，畢竟世上笑不出來的人太多了。

啟示 癌症不是一夜之間生成的。以乳癌做最簡單的說明：乳癌患者往往因自己的愛（哺育）受到回絕或背叛而抑鬱。有些病患會直接露奶給我這個非醫師的人看，想讓我看看她們術後的傷口——我又看不懂；有的不好意思露奶，就會開始講述自己的身心創傷，但同樣非常在意這些傷疤。任何形式的撫育（幫助）或哺乳（養育）當是無條件的，當它變成一種條件交換時——如對孩子說成績好就愛你，成績令人失望時就生氣、抑鬱不歡；或者是有錢有勢的丈夫經常在外面搞風流，不斷遭背叛的痛讓妻子難以承擔或有苦無處訴——此時，便很容易往乳癌這條路上發展。

事實上，刻意的情緒排毒往往有意外的發現：我在靜心時發現自己有「得不到的就摧毀它」的隱伏行為暗流，於是我誠心的道歉了，內心裡的絲毫忌妒之心也於事後消失，讓我了解到負面情緒的多種樣貌。所以，排毒時千萬別忘了排心毒。

7選擇少副作用或無副作用的另類與自然療法，除了葛森療法外，還有很多療法可以選擇，不要故步自封。書中提了幾個頗有科學實證支持的療法給讀者參考，國內外還有更多的資訊待每個人自行挖掘。

啟示 醫師也是人，人是政治的動物，只要是政治就有派系強弱，所以醫界也搞不民主與極權，甚至以偽科學打擊競爭對手，高劑量維生素C療法、布忍斯基醫師、葛森醫師、以色斯醫師……都是歷歷在目的實例。

病人也會因此受醫師意見的影響，繼而選邊站。所以，自己必須進行評估與決定。我過去的經歷也讓我設定了一個原則：對沒有真正調查過、得到合理結論的另類療法，不論理論上多麼難以想像，我一定會採保留態度，不遽下結論否定。一個開放的社會是全面性的，不是片面的，不只是政治，其他領域——包括醫療選擇，也應該要開放民主化。

8化解家庭與人際關係的矛盾。疾病不會無緣無故在一個家庭或工作環境中產生，內心的矛盾你自己很清楚，特別是在脫離環境後，將會看得更清楚。寬恕自己是原諒別人最好的開始，無法寬恕自己，便無法原諒別人；無法愛自己，便無法愛別人——所有人際關係皆奠基於與家人的多年互動模式，最後還是要從做真實的自己開始。史懷哲醫生早說過：「所有的療癒都是自癒。」

啟示 前臺灣心理腫瘤醫學學會理事長方俊凱表示，國內健保資料庫二〇〇一年至二〇〇三年統計發現，癌症患者的自殺死亡率為每十萬人中約九十人，高出一般人（每十萬人約十二人）的七・五倍之多，也遠比國外統計數字來得高。

經過多年努力，馬偕醫院的研究則發現，癌症患者焦慮、不安等負面情緒已從五十%下降到二十%左右。不少病人聽到罹癌時，往往會嚇到當場愣住，絕望到不吃不喝、睡不著覺，甚至因此引發憂鬱症。還有一些癌症患者會開始「逛醫院」，看過一個又一個的醫師，只希望是醫師搞錯了，直到希望破滅，整個人便像洩了氣的皮球，陷入負面情緒的深淵，無法自拔。

家人的支持絕對是幫助癌症患者走下去的最重要力量，家中若同時有堅持正統和堅持另類療法的兩方意見，病人夾在中間是最為痛苦的。我曾因此勸退我的學員，希望他寬心接受兄長的堅持，讓母親接受正統醫療，不為難大家，而改以愛對待。

我父親待在醫院比較有安全感，而我身為老是告誡病人盡量遠離醫院的激進分子，對此也無條件接受，讓他自己做決定。只專注於幫他調整醫院飲食，取代常給癌症病人使用、容易起痰的營養飲品，大大減少了他被抽痰的痛苦，結果連隔壁床的病人也跟著仿效——該病人的女兒本身也是醫師。臨床的觀察遠勝於科學文獻的結論。

9 寬心坦然的面對死亡吧！若一切人事皆盡了，還是免不了一死，就好好接受提早到來的命運，不要抗拒，不要有恐懼，也不要有牽掛，兒孫自有兒孫福，老夫老妻總有散會的時候。

啟示 在照顧幾個臨終的病人與親友後，我觀望到所謂的迴光反照，就是臨死前大量自然排毒，靈魂準備離開前的一個提示現象。一般人的毒多，迴光一下身體就不堪承受，器官迅速衰竭，這帶給我的啟示是，趁有體力與年輕時多排毒，讓人生最後階段走得乾脆、輕鬆、舒服，就是所有人期望的好死了——如今真的已經來到一個歹活不如好死的時代了。

在照顧臨終前的父親時，我發現他猶豫不肯走，因為他捨不得讓我母親孤單的生活，我跟哥哥於是答應他會好好照顧媽媽，他才放心的走了。我也非常慶幸能在他最後一刻陪在他身旁，並在埔里基督教醫院溫馨關懷的護士幫忙下幫他換好衣服，完滿結束人生旅程。我因此學到以平常心面對並接受死亡。我的學員過世前，我一路幫她調整心態、化解心結，臨終當晚，一個氣功老師拚命幫她灌氣，抗拒死亡，等氣功老師結束，我只是幫這位昏迷的學員將靈魂洗刷乾淨，並交代其家人立刻為她換上乾淨的衣服。我離開醫院後三小時，她身心備受折磨的旅程就此結束。不僅當事人要安然地接受死亡，周遭的人也應該如此，才能讓靈魂無牽掛的離開。

人是具有無限神性的動物，動物具有本能，但人類卻一直在壓抑其本能與神性，加上教育往往無法讓人適性適地（環境）成長，搞得自己不是真實的自己，變成討好不了所有人的心靈怪物或多重假面人，於是，病由心起——癌症也不例外！回歸自己吧！不知自己，至少知道大自然是什麼吧？多與大自然接觸，返璞歸真是矣！

附錄1

健康補充品採購資源：

1 Thorne Research，非常專業與品管嚴格的公司，許多美國整合醫師常用的品牌之一。

2 Puritan Pride，較為廉價的郵購公司，自行生產營養補充品，有一定的品質保證和經營多年的水準及信譽，不像廉價百貨公司販售的一些便宜黑心健康補品。

3 The BeeWell Company LLC提供許多書中提及的補充品，包括營養補充、消化酶、草藥、碘劑等，方便一次採購、節省航空郵資。地址：PO Box 17183 Greenville, SC 29607 USA／免費電話：877-726-1110／E-mail:sales@thebeewellcompany.com

4 Iherb.com現在是最方便的線上購買補品方法，但是只有臺幣二千元的免稅額度，以及次數年限。

附錄2

假如我不抽菸但得了末期肺癌，我會怎麼做？

1找一位願意配合我需要的謙卑醫師做功能性與能量檢測，並開始檢視自己生活中罹患肺癌的風險因子，以及任何有助肺癌成長的助因。

2找一位願意配合我需要的謙恭牙醫，找出口腔中的問題，也借助能量掃描儀器檢視隱匿的問題。

3開始施行部分葛森療法，如榨蔬果汁、咖啡灌腸、服用碘劑。如無法實施一天十三杯蔬果汁，應尋求替代方法，但要靠其他療法補強省略之處。

4萬病也由消化功能退化開始，所以開始於餐飲中與兩餐之間服用大量無糖消化酵素。功能性檢測若顯示有特定消化道問題，也應著手改善——如大腸菌叢差者，就服用天然殺菌劑與益生菌。

5立即進行密集排毒，至少勤做模仿發燒的桑拿浴、勤補充維生素C與礦物質，有瀉就要補，才不會讓氣血虛掉。Omega-3脂肪酸與卵磷脂的補充則能幫助膽汁排掉脂溶性毒。肝膽排石幫助肝臟恢復更多解毒功能。進行呼吸療法幫助排肺部揮發性毒素與提高大腸蠕動的速度，甚至服用活性碳或白土奶清腸毒，有體力就循序進行斷食。同時做重金屬與環境毒素檢測，包括自己居住環境與工作場所的空氣汙染檢測。

6開始尋找瘀塞肺部的悲傷情緒，甚至找通靈者或直覺感應強者找尋隱因，能量檢測亦可。找出後再尋求解決的方式。

7整合身心靈三個層次上不同的另類療法，如營養補充、服用傳輸因子與華陽複方，若醫師願意用高劑量維生素C注射靜脈最好，同時檢測食物急慢性過敏原以力食療。做適當肢體運動與踏青，甚至抱樹。使用花精調整情緒。自練氣功與推拿按摩，疏通氣血與淋巴。至於靈性方面，找尋自己這一生的生命意義為何、有何愧疚之處、待人處事的遺憾、兩性及親屬關係上的緊張或疏離。

8化解人際關係問題，如短期內無法實現，可尋求病人支持團體或友人建立資助網絡，做家族系統排列，找出靈性上愛的流動斷裂在何處。辭去一切事務。專注在自己的復原上，有空就去做自己喜歡、一直想做但未能付諸行動的夢。找回心裡愛的感覺。

9面對自己對死亡的焦慮，把該了結的事盡量做個了斷，減少離別時的牽拖。

假如財力有限，在身體層面上，我會進行油與高克痢漱口排毒，細嚼慢嚥，吃野菜，少糖少澱粉，施行（咖啡與清水）灌腸、肝膽排石，避開黴菌與空氣汙染，找個空氣新鮮的地方寄居一段時間——最好又有野溪溫泉可泡或泥浴可洗。在心性方面，我會每天散步，靜坐觀察自己致病的心性，並保持自己肢體平衡，尋求夢境解惑。在靈性上，以斷食或禪七配合懺悔過往的愧疚，並積極迴向，助人助己。助己莫過於學習如何以肌力或鐘擺測試自己所需的補充品、食物與中草藥，每天調整自己的身心靈。

選擇對你的身體
最理想的治療方式

健康Smile
80

健康Smile
80